Birgit Lambers

# Rat und Hilfe für den Trauerfall

BIRGIT LAMBERS

# Rat und Hilfe für den Trauerfall

Was muss ich wissen, was ist zu tun?

KÖSEL

ISBN 3-466-34413-1


Druck und Bindung: Ebner, Ulm
Umschlaggestaltung: Kaselow Design, München

1 2 3 4 5 · 03 02 01 00 99

*Gedruckt auf umweltfreundlich hergestelltem Werkdruckpapier (säurefrei und chlorfrei gebleicht)*

# Inhalt

## II In den ersten Tagen nach dem Tod 33

# Vorwort

Sie haben einen lieben Menschen durch den Tod verloren, oder Sie bereiten sich auf den Tod eines nahe stehenden Menschen vor. Vielleicht halten Sie dieses Buch auch deshalb in Händen, weil Sie Hinterbliebene unterstützen möchten oder Vorsorge für den Todesfall treffen wollen.

Der Tod eines Menschen kann eine unübersichtliche Vielfalt an Verpflichtungen, Erledigungen und Entscheidungen mit sich bringen. Denn nur wenige Menschen beschäftigen sich zu Lebzeiten mit ihrem Tod und treffen Vorkehrungen, beispielsweise in finanziellen Angelegenheiten, oder äußern Wünsche für die Beerdigung. Die Folge für die Hinterbliebenen ist eine endlose Liste an Formalitäten und Anträgen. Häufig sind Unterlagen nicht vollständig, Urkunden nicht auffindbar, finanzielle Ansprüche sind ungeklärt, es ist nicht bekannt, ob vielleicht eine Lebensversicherung existiert, Konten sind nicht zugänglich und, und, und ...

Befinden Sie sich in der Situation, dass ein nahe stehender Mensch gestorben ist, fühlen Sie sich vielleicht mit der Erledigung der anstehenden Aufgaben überfordert. Zudem müssen Sie unter Zeitdruck nüchterne Entscheidungen treffen, die häufig mit großen finanziellen Belastungen verbunden sind. Die meisten Hinterbliebenen überlassen deshalb einen Großteil dieser Formalitäten ihrem Bestatter. Es ist jedoch möglich und oftmals auch sinnvoll, viele Dinge selbst zu erledigen oder sie an andere Menschen aus dem Familien- oder Freundeskreis zu delegieren. Deshalb möchte ich mit diesem Ratgeber auch

Menschen, die zurzeit nicht unmittelbar von einem Trauerfall betroffen sind, Mut machen, sich auf ein ungeliebtes Thema einzulassen. Es ist einfacher, sich ohne Zeitdruck langsam und behutsam mit dem eigenen Tod oder dem Tod anderer Menschen zu beschäftigen. Es kann auch erleichternd sein, vorher zu planen, wie eine Beerdigung organisiert und finanziert werden soll. Vielleicht beruhigt es Sie schon zu Lebzeiten, Ihre Hinterbliebenen in guter Versorgung zu wissen.

Dieser Ratgeber beginnt an dem Tag, an dem ein Mensch verstirbt, und orientiert sich an der zeitlichen Abfolge, in der die jeweiligen Dinge bedacht und erledigt werden müssen. Dabei werde ich Sie auf einfühlsame Art und Weise durch den emotionalen und bürokratischen Dschungel begleiten. Sie erhalten Informationen darüber, was Sie im Einzelnen beachten sollten, welche Ansprüche sich ergeben und wo, wie und wann Sie diese beantragen müssen. Bei alldem sind viele individuelle Umstände eines Todesfalls berücksichtigt. Auch wenn sich die meisten finanziellen Ansprüche auf die (gesetzlich verankerte) Familie beziehen, so wird ebenfalls auf die eheähnliche Lebensgemeinschaft eingegangen. Neben den nüchternen Sachinformationen spreche ich immer wieder die Gefühlswelt Betroffener an, so dass Sie sich hier, ebenso wie im letzten Kapitel »Vom Trauern«, auch in Ihrer Betroffenheit wiederfinden können.

Anhand dieses Buches erhalten Sie die Möglichkeit, sich ein Basiswissen über die notwendigen Dinge im Trauerfall anzueignen. Literaturempfehlungen, Praxistipps und Adressenangaben geben darüber hinaus wertvolle Hinweise auf weitere Informationsquellen.

Die Ausführungen beziehen sich auf die geltende Rechtslage in Deutschland (Stand: Frühjahr 1999). Bei komplizierten Sachverhalten ist es jedoch ratsam, zusätzlichen Rechtsrat einzuholen.

*In eigener Sache*

Die Idee, ein Buch über die Angelegenheiten im Trauerfall zu verfassen, entstand aus meinen Erfahrungen als Trauerberaterin. In der Begleitung trauernder Menschen erlebte ich immer wieder, dass der Dschungel aus emotionalem, finanziellem und bürokratischem Chaos für viele Betroffene eine Überforderung darstellt. Sie waren auf der Suche nach einem Buch, das die notwendigen Informationen enthält über alles, was es nach einem Todesfall zu berücksichtigen gilt, und gleichzeitig auch eine emotionale Begleitung bietet.

Auf dieser Grundlage entstand der vorliegende Ratgeber, wobei ich von vielen Seiten Unterstützung erfuhr. Bei allen Menschen, die zum Entstehen des Manuskripts beigetragen haben, möchte ich mich ganz herzlich bedanken.

Mein besonderer Dank gilt meinem Lebenspartner, der mir eine emotionale Stütze war und mich in Zeiten der Frustration ertragen hat. Auch konnte er alle Computerprobleme lösen und war mir bei der umfangreichen Recherchearbeit behilflich. Danke, Thomas!

Bedanken möchte ich mich auch bei meinen Freundinnen und Freunden, die das Manuskript immer wieder gelesen haben und mit wertvollen Anregungen zur Verbesserung beitrugen.

Die Unterstützung von Rechtsexperten, Bestattern, Steuerberatern, Bank- und Versicherungskaufleuten war bei der Bewältigung der schier unübersichtlichen deutschen Rechtslandschaft eine unschätzbare Hilfe. Somit war es mir möglich, neben der rechtlichen Grundlage auch den praktischen Umgang zu vielen Aspekten zu erläutern. Ein großes Dankeschön deshalb an alle Fachfrauen und Fachmänner!

Zum Schluss, liebe Leserin, lieber Leser, möchte ich noch darauf hinweisen, dass ich mich über Anmerkungen und Anregungen sehr freuen würde. Sie können entweder beim Kösel-Verlag meine Adresse erhalten (Flüggenstr. 2, 80639 München) oder mir per e-mail: birgit.lambers@trauerberatung.de Nachrichten zukommen lassen.

*Essen, im Sommer 1999*
*Birgit Lambers*

# I Ein Mensch ist gestorben

»Nein, nein, es kann nicht wahr sein!« Vielleicht reagieren Sie so, wenn Sie die Nachricht vom Tod eines nahe stehenden Menschen erhalten. Sie schreien und weinen, oder aber Sie wirken äußerlich völlig unbeteiligt und fühlen sich wie versteinert, betäubt und erstarrt. Es ist beinahe so, als habe jemand eine Glocke über Sie gestülpt, so dass die Ereignisse wie ein Film an Ihnen vorbeiziehen. Es übersteigt Ihr Vorstellungsvermögen, dass Ihr geliebter Mensch nie mehr wiederkommen soll. Sie können nicht glauben, dass Sie jenen Menschen, den Sie vielleicht eben noch gesehen haben, nie mehr sprechen und lachen hören oder nie mehr werden umarmen können.

Es ist jedoch auch möglich, dass Sie keinerlei Veränderung spüren. Wenn dem so ist, verhalten Sie sich weder unangemessen, noch sind Sie gefühlskalt: Denn Sie stehen unter Schock. Der Gefühlsschock ist ein Schutzmechanismus Ihres Körpers, der Sie vor unerträglichem Schmerz bewahrt. Es gibt Menschen, die im Schock zu lachen beginnen und fröhlich werden oder völlig »unsinniges« Verhalten zeigen. Auch Euphorie kann Ausdruck eines Schocks sein. Deshalb versuchen Sie weder Ihr Verhalten noch das anderer zu bewerten – es gibt keine falschen oder richtigen Reaktionen auf den Tod eines Menschen.

Vielleicht waren Sie auch auf den Tod vorbereitet und empfinden Erleichterung darüber, dass der Ihnen nahe stehende Mensch nicht mehr leiden muss. Das Wissen um den nahen Tod bedeutet aber nicht zwangsläufig, dass Sie nicht geschockt sind. Ihre Seele ist nicht so schnell wie Ihr Verstand, und um den Tod zu wissen ist anders, als den Tod zu fühlen (siehe auch Seite 187 f.).

Hatte der Verstorbene keinen so großen Platz in Ihrem Herzen, dann werden Sie vermutlich weder geschockt noch fassungslos sein, und auch das ist ein angemessener Ausdruck Ihrer Beziehung zu jenem Menschen.

Ihr Partner oder Ihre Partnerin, Ihre Mutter oder Ihr Vater, Ihr Kind, Ihr Freund oder Ihre Freundin lebt nicht mehr – was bleibt, ist ein lebloser Körper. Und nun müssen Sie auch noch entscheiden, was mit diesem Körper passieren soll. Es ist schwer, Dinge für einen verstorbenen Menschen zu regeln, wenn Sie noch nicht begreifen können, dass dieser Mensch tot ist. Deshalb beginnt die folgende Checkliste auch damit, dass Sie sich zunächst Unterstützung und Beistand sichern, bevor Sie sich den nötigen Formalitäten zuwenden.

### Checkliste

Direkt nach **Eintritt des Todesfalls** sollten Sie Folgendes bedenken:

- Geistlichen oder anderen Beistand herbeirufen Seite 19
- Die Verabschiedung vom Verstorbenen Seite 19
- Einen Arzt benachrichtigen Seite 19
- Den Verstorbenen waschen und einkleiden Seite 27
- Die Todesbescheinigung ausstellen lassen Seite 23
- Den Ort der Aufbahrung bestimmen Seite 29
- Eventuell einen Bestatter mit der Überführung beauftragen Seite 21

# 1 Wie verabschiede ich mich vom Verstorbenen?

Nun beginnen die letzten Stunden und Tage, an denen Sie den geliebten Menschen noch einmal sehen und berühren können und Sie die Möglichkeit zur Verabschiedung haben.

»Behalte ihn doch lieber so in Erinnerung, wie er war.« Diese Äußerung drückt die Angst vieler Menschen vor dem

Kontakt mit Toten aus. Sie fürchten sich vor den Veränderungen am Verstorbenen und vor der Kälte des Körpers. Sie haben diffuse Vorstellungen und Ängste vor gesundheitsschädlichen Auswirkungen der Berührung – vor »Leichengift«. Tatsächlich ist es völlig ungefährlich, einen toten Menschen zu umarmen und anzufassen. Als allgemein hygienische Maßnahme (vergleichbar mit dem Händewaschen vor dem Essen) ist es auch hier wichtig, sich nach dem Kontakt die Hände zu waschen. Sollte der oder die Verstorbene jedoch eine ansteckende Krankheit gehabt haben, dann muss mit dem Toten genauso vorsichtig umgegangen werden wie mit einem lebenden Menschen, der eine ansteckende Krankheit übertragen kann.

Der Gesichtsausdruck eines Verstorbenen kann sich immer wieder verändern, und es ist möglich, dass Ihnen der so vertraute Mensch plötzlich fremd erscheint. Darüber hinaus besteht bei vielen Hinterbliebenen die Angst, dass der Tote insbesondere nach einer langen Leidenszeit entsprechend gekennzeichnet ist. Stattdessen kann häufig beobachtet werden, dass viele Tote Frieden ausstrahlen und ein Lächeln auf dem Gesicht tragen, aber auch Verstorbene, deren Gesicht zunächst von Anspannung gekennzeichnet ist, können sich noch verändern.

Im Kontakt mit dem Toten haben Sie die Möglichkeit, noch etwas zu sagen oder zu erzählen, was Ihnen wichtig ist. Vielleicht möchten Sie singen, beten oder dem verstorbenen Menschen noch einen Brief schreiben und ihn später mit in den Sarg legen. Ein Teil der Verabschiedung kann es auch sein, den Verstorbenen noch zu waschen und einzukleiden (Seite 27 f.). Damit müssen Sie jedoch warten, bis ein Arzt den Tod festgestellt hat (siehe unten). Überlegen Sie, welche Form des Abschiedes für Sie angemessen ist, und trauen Sie sich, Ihren Gefühlen Ausdruck zu verleihen.

Auch wenn dieser Kontakt im Moment sehr schmerzhaft und Angst auslösend für Sie ist, wird er Ihnen dabei helfen zu begreifen, dass dieser Mensch tatsächlich gestorben ist. Es kann sehr hilfreich sein, sich bei diesem Schritt von anderen verständnisvollen Menschen (z.B. Verwandten, Nachbarn, Freunden oder einem Geistlichen) unterstützen und begleiten zu lassen (siehe dazu auch Seite 197 ff.).

# 2 Wo ist der Mensch gestorben?

Der Ort, an dem ein geliebter Mensch verstarb, ist sowohl emotional bedeutsam als auch für alles, was Sie nun veranlassen und bedenken müssen.

## 2.1 Zu Hause

Wenn ein Mensch zu Hause verstorben ist, sollten Sie den Hausarzt oder den letzten behandelnden Arzt informieren. Er kennt seine Patienten und ist aufgrund der Krankengeschichte meist relativ schnell in der Lage, die Todesursache festzustellen. Ein fremder Arzt diagnostiziert vielleicht aus Unkenntnis des bisherigen Krankheitsverlaufs eine unklare Todesursache und zieht die Polizei hinzu (siehe Seite 24 f.). Ist auch Ihnen der Arzt vertraut, werden Sie sich vermutlich besser bei ihr/ihm aufgehoben fühlen als bei einem unbekannten Arzt. Laut Gesetz sind Sie zwar verpflichtet, den Arzt »unverzüglich« zu rufen, aber einige Stunden können Sie schon warten, bis zum Beispiel der Hausarzt des Verstorbenen erreichbar ist (Näheres zu Bestattungsfristen siehe auch Seite 40). Ansonsten ist der ärztliche Notdienst zu verständigen.

Der Arzt untersucht den Verstorbenen und stellt anschließend – bei Feststellung einer natürlichen Todesursache – die

Todesbescheinigung (siehe Seite 23) aus. Wenn Sie dazu in der Lage sind, lassen Sie sich von dem Arzt die Todesursache genau erklären oder kündigen Sie an, dass Sie später noch einmal mit Ihren Fragen vorbeikommen werden. Es kann hilfreich für Sie sein, die Todesursache genau zu verstehen, um sich nicht mit eventuellen unnötigen Schuldvorwürfen zu quälen.

## 2.2 Im Krankenhaus oder Pflegeheim

Sollte der Tod des Ihnen nahe stehenden Menschen absehbar sein, werden Sie üblicherweise bei den ersten Anzeichen des Sterbens vom Krankenhaus, Pflegeheim oder Hospiz informiert. Dann können Sie den geliebten Menschen auf dem letzten Wegabschnitt dieser Welt begleiten.

Tritt der Tod im Krankenhaus oder Pflegeheim plötzlich ein, wird der Verstorbene zunächst von einem Arzt untersucht, der anschließend die Todesbescheinigung ausstellt. Der Tote wird meist direkt nach Eintritt des Todes in ein Einzelzimmer verlegt und dort von den Schwestern gewaschen und angekleidet. Im Anschluss daran werden Sie telefonisch informiert. Nun haben Sie einige Stunden Zeit, in denen Sie ungestört Abschied nehmen können. In den meisten Krankenhäusern gibt es Sozialarbeiter und Seelsorger, die Sie unterstützen und sich Ihrer Fragen und Sorgen annehmen.

Schließlich wird der verstorbene Mensch in die Kühlräume des Krankenhauses gebracht. Sollte es Ihnen nicht möglich sein, innerhalb der ersten Stunden nach Feststellung des Todes das Krankenhaus oder Pflegeheim zu erreichen, können Sie den Verstorbenen auch in diesen Kühlräumen aufsuchen. Erschrecken Sie nicht – denn die Kühlräume sind nicht zur Aufbewahrung ausgestattet, so dass die Atmosphäre hier meist kahl und karg ist.

In den Kühlräumen verbleibt der Tote, bis der Bestatter (Seite 29 ff.) die Überführung in eine Totenhalle oder nach Hause übernimmt.

## 2.3 An einem anderen Ort

Verstarb Ihr geliebter Mensch an einem anderen Ort, zum Beispiel durch einen Unfall, durch Selbsttötung oder eine andere ungeklärte Todesursache, werden Sie vermutlich durch die Polizei informiert. Üblicherweise geschieht dies nicht telefonisch, sondern persönlich durch einen örtlichen Polizeibeamten. Für die meisten Angehörigen ist es besonders schockierend, wenn Sie völlig unvorbereitet vom Tod eines nahe stehenden Menschen erfahren (siehe auch »Unfallversicherung«, Seite 62 f.). Ist der Unfall- bzw. Aufbewahrungsort nur durch eine Autofahrt zu erreichen, so sollten Sie jetzt auf keinen Fall selbst fahren, sondern Freunde, Nachbarn oder andere Angehörige darum bitten!

Weitere Informationen über den Ablauf des polizeilichen Verfahrens erhalten Sie auf Seite 24 f. und 25 ff.

## 2.4 Im Ausland

Trat der Tod im Ausland ein, werden Sie wahrscheinlich durch den deutschen Konsularbeamten im Ausland informiert. Vermutlich sind Sie schockiert und entsetzt und wissen nicht, wie Sie sich jetzt verhalten sollen.

Da die Bestattungsgesetze weltweit sehr unterschiedlich (deutsche Bestimmungen siehe Seite 40 f.) und die Formalitäten für internationale Überführungen äußerst kompliziert sind, sollten Sie zunächst einen inländischen Bestatter mit der Abwicklung der Formalitäten beauftragen. Dabei ist es wichtig, einen Bestatter zu finden, der Erfahrungen auch mit internationalen Bestimmungen hat. Bei der Suche nach einem geeigneten Bestatter sind die Automobilclubs oder die Bestatterverbände (Adressen siehe Anhang, Seite 206 f.) behilflich.

**Bei Überführungen aus dem Ausland sollten unbedingt Preisvergleiche angestellt werden, da erhebliche Differenzen entstehen können. Die Überführung nach Deutschland kann jedoch auch ein ausländischer Bestatter übernehmen (Adressen erhalten Sie über das Konsulat).**

Auch beim Tod im Ausland ist entscheidend, ob es sich um einen Tod mit natürlicher oder ungeklärter Todesursache handelt. Ebenso wie in Deutschland wird bei einer ungeklärten Todesursache auch im Ausland die Polizei eingeschaltet (Seite 24 f.).

Bevor Sie ins Ausland fliegen, sollten Sie klären, welche Unterlagen Sie beibringen müssen und ob Sie den Verstorbenen überhaupt sehen können. Wenn Sie die Möglichkeit haben, sollten Sie in Begleitung fliegen. Vermutlich stehen Sie unter Schock, und wenn Sie in einem fremden Land, in dem Sie vielleicht die Sprache nicht verstehen, Ihren geliebten Menschen nun tot sehen, sollten Sie keinesfalls allein sein.

**Prüfen Sie auch, ob eine Unfallversicherung, Reiseversicherung oder Ähnliches mit dem Recht auf Rücktransport existiert.**

# 3 Was ist eine Todesbescheinigung?

Die Todesbescheinigung ist das erste amtliche Schriftstück, auf dem die Tatsache »Dieser Mensch ist tot« schwarz auf weiß dokumentiert wird. Gerade in der Schockphase ist es ganz normal, dass Sie vielleicht Hoffnungen, wie beispielsweise »Er oder sie ist gar nicht tot«, hegen (Näheres siehe auch »Trauerphasen«, Seite 176 ff.). Dann wird die Aushändigung der Todesbescheinigung, als offizielle Bestätigung des Todes, oftmals als besonders grausam erlebt. Der Schock kann abgemildert werden, wenn Ihnen der Arzt vertraut ist und verständnisvoll mit Ihnen umgeht.

Die Todesbescheinigung besteht aus einem offenen und einem verschlossenen Teil. Der offene Teil dient zur Vorlage beim Standesamt (siehe Seite 36 f.). Hier wird die Todesursache nur als Stichwort eingetragen. Der verschlossene Teil enthält nähere Angaben zur Todesursache und darf nur vom Amtsarzt des Gesundheitsamtes geöffnet werden. Für die Todesbescheinigung erhalten Sie vom Arzt eine private Rechnung (Kosten für den Hausarzt ca. 100,-- DM, für den ärztlichen Notdienst bis 300,-- DM). Diesen Betrag können Sie jedoch später als Nachlassverbindlichkeit vom Nachlass abziehen (Seite 103).

Tritt der Tod in einem Krankenhaus ein, wird die Todesbescheinigung dort ausgestellt und ist meist kostenlos. Die Todesbescheinigung wird als Voraussetzung zur Überführung in eine Leichenhalle und für die Bestattung benötigt.

**Achten Sie darauf, dass auf der Todesbescheinigung die Uhrzeit des Todes eingetragen ist (auch ungefähre Angaben reichen aus), da sie vom Standesamt sonst nicht anerkannt wird.**

# 4 Polizeiliche Fragen

Findet der Arzt keine natürliche Todesursache oder kann er die Todesursache nicht eindeutig erkennen, ist er verpflichtet, dieses zu vermerken und die Polizei oder die Gerichtsmedizin zu informieren. Eine ungeklärte Todesursache liegt auf jeden Fall bei Selbsttötung, plötzlichem Säuglingstod, unklaren Tötungsdelikten oder auch bei vielen Unfällen vor. Dann wird das polizeiliche Verfahren aufgrund einer unklaren Todesursache eingeleitet.

Ist Ihr geliebter Mensch durch ein Gewaltverbrechen oder durch einen Unfall mit Todesfolge ums Leben gekommen, werden Sie die Anwesenheit der Polizei vielleicht als hilfreich und unterstützend erleben. Bei Selbsttötung oder plötzlichem Säuglingstod jedoch empfinden es viele Menschen als schrecklich und beschämend, noch in der Schockphase die Polizei im Haus zu haben. Es kann sein, dass durch den Einsatz der Polizei bei Ihnen Gefühle wie »Ich habe etwas falsch gemacht« oder »Ich bin schuld« verstärkt werden (siehe auch »Hätte ich doch ...«, Seite 178 f.).

Vielleicht hilft es Ihnen, sich zu vergegenwärtigen, dass die Polizei das Verfahren zur Feststellung der tatsächlichen Todesursache einleitet und Sie dadurch vor Vorwürfen der Mitschuld geschützt sind.

Das polizeiliche Verfahren ist zu kompliziert, um es hier im Einzelnen aufzuführen. Grundsätzlich gilt: Bei unklarer Todesursache wird der oder die Verstorbene in den meisten Fällen zwecks »Leichenschau« und Obduktion sichergestellt. Das kann auch heißen, dass die Polizei das Sterbezimmer versiegelt. Rein rechtlich bedeutet diese »Sicherstellung«, dass Sie bis zur Freigabe über Ihren Angehörigen nicht verfügen können. Im ungünstigsten Fall erhalten Sie keine Möglichkeit mehr, sich von ihm zu verabschieden.

Auch wenn kein Verdacht auf ein Gewaltverbrechen oder eine Mitschuld am Tod besteht, werden Sie bei einer ungeklärten Todesursache in jedem Fall von der Polizei befragt: nach Krankheiten, Lebenslauf und Ihrem Verhältnis zu dem Verstorbenen, nach Streitigkeiten und eventuell auch nach Mordabsichten. Vielleicht können Sie mit Ihren Antworten unmittelbar zur Klärung der Todesursache beitragen.

Versuchen Sie, die Arbeit der Polizei möglichst sachlich und nicht als Schuldvorwurf zu betrachten. In Ihrer schwierigen Situation wird es Ihnen bestimmt sehr schwer fallen, diese notwendige Prozedur auszuhalten. Deshalb ist es umso wichtiger, dass Sie Ihre Gefühle aussprechen und sich die Unterstützung lieber und verständnisvoller Menschen sichern.

# 5 Die angeordnete »Leichenschau« und/oder Obduktion

Folgende Gründe können eine »Leichenschau« und/oder Obduktion nötig machen: **Plötzlicher Tod, Tod durch Gewalt oder Unfall.**

In diesem Fall wird nach der Sicherstellung von der Polizei ein Bestatter beauftragt, der die Überführung zum nächsten gerichtsmedizinischen Institut (meistens an Uni-Kliniken) übernimmt. Die Kosten für diesen Transport, ebenso wie für die »Leichenschau« und die Obduktion, trägt der Staat. Gegen die angeordnete »Leichenschau« und/oder Obduktion können Sie keinen Einspruch erheben.

Die so genannte »Leichenschau« ist die Untersuchung des verstorbenen Menschen durch Gerichtsmediziner. Wenn es zur einwandfreien Klärung der Todesursache darüber hinaus noch nötig ist, beantragt die Staatsanwaltschaft anschließend die Obduktion. Bei der Obduktion wird der tote Mensch geöffnet und untersucht.

Für manche Angehörige ist es besonders schwer auszuhalten, den Verstorbenen in den Händen fremder Menschen zu wissen, ohne Einfluss darauf zu haben, ob mit dem Toten sorgsam und liebevoll umgegangen wird. Aus diesem Gefühl entsteht auch manchmal das Bedürfnis, bei der Obduktion – oder wenigstens bei der »Leichenschau« – anwesend sein zu können. Die meisten Pathologen und Gerichtsmediziner lehnen dieses kategorisch ab, obwohl rein rechtlich keine Einwände gegen eine Anwesenheit bestehen. Manchmal ist der Grund für die Ablehnung, dass der Verstorbene beispielsweise nach einem Unfalltod sehr entstellt ist, und die Gerichtsmediziner befürchten demzufolge, dass der Anblick für Sie zu schockierend ist.

Auch wenn Sie den Wunsch äußern, den verstorbenen Menschen im gerichtsmedizinischen Institut wenigstens aufsuchen zu können, wird Ihr Anliegen vermutlich mit der Begründung abgelehnt, dass es dort keine Aufbahrungsmöglichkeiten gibt. Diese Begründung kann auch ein Vorwand sein, um sich den Arbeitsalltag zu erleichtern. Sollten Sie den starken Wunsch haben, den Verstorbenen noch zu sehen, wenden Sie sich an die Klinikleitung und holen Sie eine Genehmigung für einen Besuch oder die Anwesenheit bei der »Leichenschau« ein. Allerdings ist es wichtig, dass Sie sich vorher genau erklären lassen, was auf Sie zukommt, damit Sie sich nicht zu viel zumuten. Dabei zu sein, wenn der Ihnen nahe stehende Mensch rein medizinisch betrachtet und sein Körper geöffnet wird, ist für viele Hinterbliebene tatsächlich kaum auszuhalten.

Ansonsten können Sie den Verstorbenen vielleicht zwecks Identifikation kurz sehen, aber um sich verabschieden zu können oder den Toten noch einzukleiden, müssen Sie bis zur

»Freigabe« warten. Für viele Angehörige, gerade von Unfallopfern, ist diese Wartezeit besonders schmerzlich.

Nach Abschluss der »Leichenschau« und/oder Obduktion wird der tote Mensch an die Angehörigen freigegeben. Nun können Sie oder »Ihr« Bestatter bei der Polizei die Sterbeurkunde (in diesem Fall kostenlos) abholen (siehe Seite 36 f.). Zudem erhalten Sie die Adresse des Arztes, der die Todesbescheinigung (kostenpflichtig) ausgestellt hat. Ab der »Freigabe« sind dann wieder Sie kostenpflichtig und der von Ihnen beauftragte Bestatter übernimmt den Transport von der Gerichtsmedizin zur Totenhalle. Trifft der Tote nach Ablauf der Bestattungsfrist am Bestattungsort ein, so muss er unverzüglich bestattet werden. Sollte die Bestattungsfrist von 96 Stunden (siehe auch Seite 40) noch nicht abgelaufen sein, kann der oder die Verstorbene noch aufgebahrt werden.

**Bei einem Verkehrsunfall sollten Sie überprüfen, ob der oder die Verstorbene in einem Automobilclub Mitglied war, da eventuell Anspruch auf Rücktransport oder Sterbegeld besteht.**

# 6 Waschen und Einkleiden des Toten

Vielleicht haben Sie jetzt das Bedürfnis, den Verstorbenen zu waschen und »schön zu machen«. Bei einem Tod im Krankenhaus erfolgt die Waschung des Verstorbenen dort, ebenso wie in der Gerichtsmedizin. Wenn Sie sich entscheiden, den Ihnen nahe stehenden Menschen selbst zu waschen und einzukleiden, sollten Sie sich auf jeden Fall von einer weiteren Person unterstützen lassen. Zum einen ist ein lebloser Körper ziemlich schwer, zum anderen kann eine emotionale Begleitung sehr hilfreich sein. Einigen Hinterbliebenen liegt sehr viel daran, diese Handlung selbst vorzunehmen, weil sie das Gefühl haben, »es ist das Letzte, was ich für ihn oder sie noch tun kann«. Es besteht aber immer die Möglichkeit, Ihrem Bestatter diese Aufgabe zu übertragen oder ihm dabei zur Hand zu gehen. Auch wenn das Waschen des geliebten Menschen eine gewiss schmerzhafte Konfrontation mit dem leblosen Körper ist, kann es Ihnen bei der Verabschiedung und Realisierung des Todes helfen.

Zudem dient das Waschen des toten Menschen auch dazu, die mögliche Aufbahrungszeit zu verlängern. Der Grund liegt darin, dass bei den meisten Verstorbenen in der Zeit bis zum Eintreten der Totenstarre (ca. 2–6 Stunden nach Todeseintritt) eine Blasen- und Darmentleerung stattfindet. Durch die Körperausscheidungen bilden sich Bakterien, die zu einer schnelleren Verwesung und zur Geruchsbildung beitragen können.

Nach dem Waschen möchten Sie Ihren geliebten Menschen vielleicht noch schminken, frisieren, maniküren oder rasieren. Auch wenn es so wirken mag, dass nach Todeseintritt der Bart oder die Nägel des Verstorbenen weiter wachsen, so handelt es sich hier um eine optische Täuschung, die durch den Rückgang der Haut verursacht wird.

Wenn der Verstorbene die Wahl der Kleidung nicht selbst festgelegt hat, können Sie dies übernehmen. Vielleicht entscheiden Sie sich für Kleidungsstücke, die Ihr geliebter Mensch besonders gern getragen hat oder in denen Sie ihn oder sie gerne gesehen haben. Die meisten Verstorbenen werden ohne Fußbekleidung in den Sarg gelegt, aber Sie können auch entscheiden, dass er oder sie Schuhe und/oder Strümpfe tragen soll. Gleiches gilt für Schmuck oder lieb gewonnene Gegenstände, die Sie mit in den Sarg legen möchten. Darüber hinaus ist es möglich, für den Sarg eigene Bettwäsche zu benutzen.

# 7 Wo kann ein toter Mensch aufgebahrt werden?

Die Aufbahrung Verstorbener hat eine lange Tradition. Dabei spielt nicht nur das Bedürfnis der Verabschiedung vom Toten eine Rolle, sondern es soll vor allem dem so genannten »Scheintod« entgegengewirkt werden. Beim heutigen medizinischen Stand ist es sehr unwahrscheinlich, dass ein Mensch, der für tot erklärt wurde, wieder zum Leben erwacht. Zur Sicherheit existieren gesetzlich geregelte Bestattungsfristen (siehe Seite 40) die in den meisten Bundesländern besagen, dass ein toter Mensch nicht vor Ablauf von 48 Stunden bestattet werden darf.

Obwohl Sie vielleicht noch unter Schock stehen und sich sehr unwirklich fühlen, müssen auch Sie jetzt darüber nachdenken, ob und wo Ihr geliebter Mensch aufgebahrt werden soll. Grundsätzlich gilt, dass die Aufbahrung und der Kontakt zum Toten Ihnen dabei helfen können, das Unfassbare fassbar zu machen.

## 7.1 Zu Hause

Wenn der Ihnen nahe stehende Mensch zu Hause gestorben ist, haben Sie (nach Todeseintritt) nun 36 Stunden Zeit bis zur Überführung in eine Totenhalle. Vielleicht nutzen Sie diese Zeit zum Abschied und zur Information von Freunden und Angehörigen, die es ebenfalls vorziehen, sich in vertrauter Umgebung zu verabschieden. Gemeinsam können Sie im Sterbehaus für eine warme Atmosphäre sorgen und Verabschiedungsrituale entwickeln wie beispielsweise zusammen singen oder beten, Gedichte sprechen, Briefe an den Verstorbenen schreiben und Erinnerungen an ihn oder sie austauschen. Vielleicht möchten Sie dem toten Menschen auch noch etwas sagen oder einen Sargschmuck herstellen. Die Gemeinschaft mit anderen Menschen kann Ihnen dabei helfen, sich nicht so allein zu fühlen.

Sie können es auch jemand anderem überlassen, in dieser Zeit einen Bestatter (Näheres siehe Seite 41 ff.) zu suchen, der die Aufbahrung, das Waschen und Ankleiden zu Hause übernimmt. Für eine Aufbahrung zu Hause ist es nicht nötig, dass der Verstorbene in einem Sarg liegt. Das Bett oder ein Sofa reicht aus und wirkt meist nicht so künstlich.

Wenn Sie den Verstorbenen länger als 36 Stunden zu Hause behalten möchten, haben Sie die Möglichkeit, beim örtlichen Ordnungs- oder Gesundheitsamt einen Antrag auf die »Aufbewahrung des Toten im Sterbehaus« zu stellen. Bei Genehmigung kann er bis zur Beerdigung zu Hause oder an einem anderen Ort bleiben. Besprechen Sie diesen Wunsch unbedingt mit Ihrem Bestatter, der meistens auch noch unbürokratischere Wege findet.

Die Aufbahrung zu Hause ist auch möglich, wenn der Mensch im Krankenhaus oder an einem anderen Ort verstarb. Sie müssen dann nur einen Bestatter beauftragen, den Transport nach Hause zu übernehmen.

## 7.2 In Abschiedsräumen

Die Aufbahrung zu Hause ist inzwischen (auch bedingt durch enge Wohnverhältnisse) relativ unüblich geworden. Um trotzdem in Ruhe und angenehmer Umgebung Abschied nehmen zu können, haben einige Bestatter selbst so genannte »Abschiedsräume« eingerichtet. Zu manchen »Abschiedsräumen« erhalten Sie einen Schlüssel, so dass Sie den Zeitpunkt Ihres »Besuches« selbst bestimmen können (Adressen erhalten Sie über die Bestatterverbände, siehe Anhang, Seite 206 f.).

## 7.3 In einer Totenhalle

Entscheiden Sie sich für die Aufbahrung in einer Totenhalle, dann wird der Verstorbene in der Totenhalle aufgebahrt, die dem Friedhof Ihrer Wahl angeschlossen ist. Wenn Sie das Bedürfnis haben, Ihren geliebten Menschen in der Totenhalle zu besuchen, und es Ihnen wichtig ist, sich in Räumen mit einer angenehmen Atmosphäre aufzuhalten, so sollten Sie sich bei der Grab- und Friedhofsauswahl (siehe auch Seite 53 ff.) auch gleichzeitig die Aufbahrungsmöglichkeiten ansehen.

Die kommunalen Totenhallen sind sehr unterschiedlich gestaltet: In einigen Totenhallen wurde auf eine angenehme Atmosphäre geachtet und die Verstorbenen sind in einzelnen Räumen untergebracht. Andere sind schlicht und kahl gehalten und die Verstorbenen können nur durch eine Glaswand gesehen werden. Hier ist ein direkter Kontakt oder eine Verabschiedung unmöglich. Es gibt auch Totenhallen, die nur durch Vorhänge unterteilt werden, so dass Sie indirekten Kontakt zu anderen verstorbenen Menschen und deren Angehörigen haben. Zu den meisten Totenhallen erhalten Sie keinen Schlüssel, sondern es gibt vorgeschriebene Besuchszeiten (oft 8–17 Uhr). Diese festgelegten Zeiten verhindern es leider, dass Sie Ihrem Bedürfnis nach Kontakt zum Verstorbenen spontan folgen können. Hier sind Sie im Vorteil, wenn Sie in einem ländlichen Gebiet wohnen, weil dort die Aushändigung eines Schlüssels zur Totenhalle oftmals selbstverständlich ist.

# 8 Wie können mich andere Menschen unterstützen?

Wenn ein Mensch stirbt, wird den Angehörigen oft viel Unterstützung und Hilfe angeboten – manchmal sogar von Menschen, von denen Sie es gar nicht vermutet hätten. Auch Bekannte und Nachbarn können sich von Ihrem Schicksal so betroffen fühlen, dass Sie gerne etwas für Sie tun möchten.

Versuchen Sie möglichst viele Angebote anzunehmen. Diese Zeit ist zu schwer, um Sie allein durchzustehen. Scheuen Sie nicht davor zurück, Ihren Mitmenschen zu sagen, was Sie brauchen, zum Beispiel zuhören, mit Ihnen schweigen, weinen, beten oder praktische Dinge erledigen wie beispielsweise mit mehreren Bestattern (siehe Seite 39 ff.) in Kontakt zu treten, Adressenlisten zu erstellen und Ihnen bei der Planung der Beerdigung behilflich zu sein. Außerdem kann es helfen, zumindest in den ersten Tagen nachts nicht allein zu sein.

In manchen ländlichen Gegenden gibt es noch eine selbstverständliche Form von Nachbarschaftshilfe: Hier informieren die Nachbarn die Freunde und Angehörigen, schreiben die Adressen, sorgen dafür, dass es auch im Sterbehaus etwas zu essen gibt, organisieren die Trauerfeier und stellen die Sargträger. Wenn Sie die Gepflogenheiten in Ihrem Wohngebiet nicht kennen, bitten Sie jemanden, sich in der Nachbarschaft zu informieren.

# II In den ersten Tagen nach dem Tod

Es sind erst einige unwirkliche Stunden vergangen, seit Sie die Todesnachricht erhalten haben. Menschen, Ereignisse und Fragen, auf die Antworten gefunden werden müssen, stürmen auf Sie ein. Sie müssen die Beerdigung Ihres geliebten Menschen organisieren, obwohl Sie vielleicht noch gar nicht realisieren konnten, dass dieser Mensch gestorben ist. Plötzlich sind Sie dafür verantwortlich, alle weltlichen Dinge für den Verstorbenen zu regeln und in persönlichen Unterlagen nach wichtigen Dokumenten zu suchen. Manche Hinterbliebene fühlen sich dabei wie »Leichenfledderer«.

Gerade in den ersten Tagen nach Todeseintritt muss besonders viel organisiert und entschieden werden. Damit Sie sich nicht unter unnötigen Zeitdruck setzen, können Sie in der folgenden Checkliste genau erkennen, für welche Angelegenheiten Sie sich wie viel Zeit nehmen können. Die etwas ungenaue Angabe »unverzüglich« ist dem Gesetzestext entnommen und meint »ohne schuldhaftes Verzögern«.

## Checkliste

Innerhalb der **ersten Tage** nach Todeseintritt muss Folgendes erledigt werden:*

**Wichtige Unterlagen zusammenstellen:**

- Familienstammbuch
- Geburtsurkunde bei Ledigen
- Heiratsurkunde oder Scheidungsurteil
- Todesbescheinigung Seite 23
- Personalausweis/Pass
- Sterbeurkunde des letzten Ehepartners (falls Sie verwitwet sind)

**Folgende Institutionen müssen informiert werden:**

Standesamt (Sterbefallanzeige) **am ersten Werktag** Seite 36

- Bei Körper- oder Organspende zuständige Stelle oder Krankenhaus **sofort** Seite 37
- Lebens-, Unfallversicherungen **innerhalb 48 Stunden** Seite 62
- Arbeitgeber **unverzüglich** Seite 64
  - Dienstbefreiung beantragen Seite 64
  - Diensteigentum zurückgeben Seite 68

**Sonstiges:**



* Stichworte ohne Seitenangabe sind im Text nicht näher erläutert.

# 1 Was ist eine Sterbeurkunde?

Die Sterbeurkunde ist neben der Todesbescheinigung die zweite offizielle Bestätigung vom Tod Ihres geliebten Menschen. Die Sterbeurkunde benötigen Sie zur Vorlage bei allen Ämtern oder auch bei der Beantragung von Geldern (z.B. Renten). Die Sterbeurkunde und die Bestattungsgenehmigung werden beim Standesamt beantragt. Dieser Antrag wird auch Sterbefallanzeige genannt. **Zuständig ist das Standesamt, in dessen Bezirk der Tod eingetreten ist.** Wenn ein Mensch zum Beispiel auf einer Geschäftsreise in einem Hotel einer anderen Stadt verstorben ist, dann müssen Sie sich an das Standesamt wenden, in dessen Bezirk das Hotel liegt. Von hier aus wird das Standesamt am Hauptwohnsitz des Verstorbenen informiert.

Der Tod eines Menschen muss spätestens **am folgenden Werktag** angezeigt werden, das heißt, wenn ein Mensch Freitagnachmittag verstirbt, dann ist der Montag der folgende Werktag. Zunächst sind die Angehörigen zur Meldung des Todes beim Standesamt verpflichtet. Sind keine Angehörigen vorhanden oder nicht anwesend, muss sich derjenige, in dessen Wohnung sich der Sterbefall ereignete, beim Standesamt melden. In Institutionen wie zum Beispiel einem Altenheim ist die Leitung der Einrichtung zur Meldung verpflichtet. Darüber hinaus kann jede Person, die vom Tod eines Menschen Kenntnis erlangt, das Standesamt informieren.

Sie benötigen für die Sterbefallanzeige folgende Unterlagen:

- die ärztliche Todesbescheinigung *und*
- den Personalausweis des/der Verstorbenen *und*
- bei Verheirateten das Familienstammbuch oder die Heiratsurkunde *oder*

- bei Geschiedenen den Nachweis über die Ehescheidung *oder*
- bei Verwitweten die Sterbeurkunde des letzten Ehepartners *oder*
- bei Kindern und Ledigen die Geburtsurkunde bzw. das Elternstammbuch.

Der Standesbeamte stellt Ihnen kostenlos zwei Sterbeurkunden bei Antrag auf Erdbestattung und drei Urkunden bei Antrag auf Feuerbestattung aus. Zudem erhalten Sie die Bestattungsgenehmigung für den Friedhof oder das Krematorium. Da Sie für die Abwicklung der finanziellen Angelegenheiten weitere Sterbeurkunden benötigen (ca. 7 Exemplare), sollten Sie diese gegen eine geringe Gebühr gleich mit ausstellen lassen.

# 2 Obduktion – Ja oder Nein?

Diese Frage stellt sich nicht, wenn der oder die Verstorbene sich zu Lebzeiten gegen eine freiwillige Obduktion ausgesprochen hat. In diesem Fall haben die Hinterbliebenen kein Recht, gegen den Willen des verstorbenen Menschen zu handeln.

Die Entscheidung ist Ihnen auch dann abgenommen, wenn der verstorbene Mensch eine schriftliche Einwilligung zur Obduktion, zum Beispiel zwecks Organ- oder Körperspende, erteilt hat, weil dann automatisch eine Obduktion vom Krankenhaus veranlasst wird. Sollte der Betreffende zu Hause verstorben sein, ist die Organspende nicht mehr möglich. Zwecks Körperspende, das heißt, der ganze Körper wird der Wissenschaft zur Verfügung gestellt, informieren Sie das zuständige anatomische Institut oder Sie bitten den behandelnden Arzt darum.

Liegt jedoch keine eindeutige Willensbekundung (schriftlich oder auch mündlich) des Verstorbenen vor, treten eventuell die Ärzte mit dem Wunsch nach einer Obduktion an Sie heran. Da Ärzte ein wissenschaftliches Interesse an der Untersuchung von Toten haben, sind in einigen Krankenhaus-Aufnahmeverträgen oder in den oft sehr umfassenden Geschäftsbedingungen Klauseln enthalten, nach denen ein Patient nach seinem Tod grundsätzlich mit einer Obduktion einverstanden ist. Diese Geschäftsbedingungen sind rein rechtlich sehr umstritten. Auch wenn der Verstorbene – letztendlich unwissend – mit seiner Unterschrift sein Einverständnis zu einer Obduktion gegeben hat, können Sie Widerspruch einlegen. Sollte es Ihnen zu mühsam sein, zunächst die Geschäftsbedingungen des Krankenhauses durchzulesen, können Sie vorsorglich Widerspruch einlegen. Dieser sollte schriftlich und möglichst schnell an die Krankenhausleitung erfolgen.

Ein Widerspruch gegen eine Obduktion sollte auf jeden Fall eingelegt werden, wenn Sie wissen, dass eine Obduktion gegen den Willen des/der Verstorbenen ist *und/oder* Sie als Angehörige/r nicht mit einer Obduktion einverstanden sind.

Wenn Ihre Entscheidung noch nicht gefallen ist, haben Sie **24 Stunden nach Eintreten des Todes** Zeit, um einzuwilligen oder abzulehnen.

Für eine Obduktion kann zum Beispiel sprechen, dass Sie Sicherheit über die Todesursache erhalten. Auch dienen Obduktionen dazu, wissenschaftliche Erkenntnisse zu gewinnen, die eventuell Einfluss auf spätere Therapien haben – vielleicht möchten Sie mit Ihrer Einwilligung dazu beitragen, dass anderen Menschen mit dieser Krankheit künftig geholfen werden kann.

Wichtig ist in jedem Fall, dass Sie sich keinem zeitlichen – Sie haben immerhin 24 Stunden Zeit – oder moralischen Druck seitens der Ärzte unterwerfen, damit Sie auch später noch zu Ihrer Entscheidung stehen können.

**Manchmal wird die freiwillige Obduktion kostenlos durchgeführt, sie kann jedoch je nach Umfang bis zu 1.000,– DM kosten.**

Schon so manche Angehörige, die sich zu einer Obduktion drängen ließen, quälten sich später mit schrecklichen Bildern und Vorwürfen. Im Nachhinein war die Vorstellung, dass ihr geliebter Mensch aufgeschnitten wurde, für sie unerträglich.

# 3 Die Bestattung

Die Bestattung des Verstorbenen nimmt bei den meisten Hinterbliebenen großen Raum ein. Vielleicht liegt auch bei Ihnen im Moment das Hauptaugenmerk auf der Bestattung, der Trauerfeier, dem »letzten Gang« Ihres geliebten Menschen. Vieles muss bedacht, organisiert und an Freunde, Angehörige oder den Bestatter delegiert werden.

Obwohl alles auf diesen Tag zielt, können Ihre Gefühle sehr gemischt sein. Angefangen bei dem Wunsch, die Beerdigung möge schon vorbei sein, bis hin zu einer lähmenden Furcht vor dieser Stunde – Angst davor, dass an diesem Tag das Unfassbare fassbar wird mit der Frage »Und dann …?«. Nehmen Sie sich die Zeit, über Ihre Furcht zu sprechen. Umgeben Sie sich mit anderen, liebevollen Menschen, um sich gemeinsam an den Verstorbenen zu erinnern. Suchen Sie sich trotz aller Hektik Ruhezonen zum Weinen, Beten und Ausruhen.

## 3.1 Gesetzliche Grundlagen

In Deutschland besteht eine **Bestattungspflicht**, die in den einzelnen Bundesländern tendenzielle Unterschiede aufweist. Überwiegend gilt die Regelung, dass eine ordungsgemäße Bestattung ab 500 g Körpergewicht des Verstorbenen vorgeschrieben ist.

Darüber hinaus gibt es **Bestattungsfristen**. In den meisten Bundesländern muss ein toter Mensch innerhalb von 96 Stunden (bestattungsfreie Tage nicht mitgerechnet) und darf nicht vor Ablauf von 48 Stunden nach Feststellung des Todes bestattet werden. In einigen Bundesländern beträgt die Bestattungsfrist bis zu sieben Tagen. Über die genauen Vorschriften in Ihrem Bundesland können Sie in dem *Handbuch des Friedhofs- und Bestattungsrechts* von Jürgen Gaedke (siehe Literaturempfehlungen) nachlesen, oder befragen Sie Ihren Bestatter.

Der gesetzliche **Bestattungs- und Friedhofszwang** schreibt einen öffentlichen Bestattungsplatz vor. Somit ist es in Deutschland nicht erlaubt, eine Urne zu Hause aufzubewahren oder den Verstorbenen im eigenen Garten beizusetzen.

Die so genannte »**Totenfürsorge**« (das Recht, für die Bestattung zu sorgen, den Ort der Ruhestätte und über den »Leichnam« zu bestimmen) kann der verstorbene Mensch zu Lebzeiten auf jemand anderen, zum Beispiel die Lebenspartnerin oder einen Freund übertragen. Die Übertragung muss nicht schriftlich erfolgen, vielmehr genügt es, wenn der Wille des Verstorbenen aus den Umständen gefolgert werden kann (BGH, NJW 1992, 835). Der oder die »Totenfürsorgeberechtigte« kann auch gegen den Willen der nächsten Angehörigen den Ort der letzten Ruhe und die Art der Bestattung bestimmen.

Ohne Übertragung der Totenfürsorge geht dieses Recht automatisch auf die nächsten Angehörigen über. Rheinland-Pfalz bildet eine Ausnahme – dort übernehmen die Erben die Totenfürsorge. Ausschließlich die Bestattungsgesetze in Hamburg und Bremen beziehen die Lebensgefährten in den Kreis der Bestimmungsberechtigten mit ein. In allen anderen Bundesländern haben die Partner einer eheähnlichen Lebensgemeinschaft kein Mitspracherecht (außer sie wurden, wie erwähnt, mit der Totenfürsorge beauftragt).

Der oder die Totenfürsorgeberechtigte organisiert die Beerdigung, trägt zunächst die Kosten (soweit sie standesgemäß sind) und kann sie dann von den Erben zurückverlangen.

Standesgemäß sind Beerdigungen, die dem sozialen Status des Verstorbenen, dem örtlichen Brauch, den Verhältnissen oder der Leistungsfähigkeit des Nachlasses und der Erben entsprechen.

Wenn es keine Angehörigen oder andere Totenfürsorgeberechtigten gibt oder sie nicht rechtzeitig informiert werden können, leitet das Ordnungsamt die nötigen Schritte zur Bestattung ein.

## 3.2 Die Auswahl eines Bestattungsunternehmens

Zunächst sollten Sie in den Unterlagen suchen, ob der Verstorbene bereits zu Lebzeiten einen Bestattungsvorsorgevertrag abgeschlossen hat. Ist dies nicht der Fall, können folgende Informationen bei der Auswahl hilfreich sein:

Ein Bestattungsinstitut ist ein Dienstleistungsunternehmen, dessen Kunden in den meisten Fällen die Hinterbliebenen sind. Bei Ihrer Bestatterin oder Ihrem Bestatter sollten Sie deshalb mit Ihren Wünschen im Mittelpunkt des Interesses stehen. (Inzwischen sind auch immer mehr Frauen in der Bestattungsbranche tätig, ausschließlich aus Gründen der besseren Lesbarkeit wird im Folgenden jedoch überwiegend die männliche Form verwandt.)

Für Bestatter gibt es bisher keine gesetzlich geregelten Ausbildungsgrundsätze, das heißt, wie in jeder Branche gibt es auch hier »schwarze Schafe«. Um trotzdem den für Sie richtigen Bestatter zu finden, sollten Sie auf folgende Kriterien achten:

- Die Wahl des Bestatters ist eine Vertrauensfrage: Achten Sie darauf, dass Sie sich gut aufgehoben fühlen, dass er Ihre Wünsche ernst nimmt und sich für deren Realisierung einsetzt.
- Wenn Sie zu einem Bestatter kein gutes Gefühl haben, warum auch immer, scheuen Sie nicht davor zurück, weiterzusuchen.
- Gute Erfahrungen sprechen für sich: Fragen Sie in Ihrem Freundes- oder Bekanntenkreis nach Empfehlungen.
- Ein guter Bestatter setzt Sie nicht unter Zeitdruck, sondern ermuntert Sie, alle Entscheidungen gut zu durchdenken.
- Ein seriöser Bestatter versucht nicht, Ihnen ausschließlich die teuersten Leistungen zu verkaufen. Er setzt Ihre Bedürfnisse in den Vordergrund.
- Das Preis-Leistungs-Verhältnis darf auch bei Bestattungen kein Tabu sein: Die Preise der einzelnen Bestatter können sehr unterschiedlich sein – stellen Sie deshalb Preisvergleiche an.
- Ein seriöser Bestatter ist bereit, einen Kostenvoranschlag zu erstellen. Das Angebot setzt sich aus drei Kostenblöcken zusammen: eigene Leistungen und Lieferungen – Fremdleistungen (z.B. Todesanzeigen) – Friedhofs- und sonstige Gebühren. Lassen Sie sich den Bestattungsauftrag genau erklären und überlegen Sie bei jedem einzelnen Posten, ob Sie ihn annehmen oder ablehnen wollen.

Falls Sie begreiflicherweise im Moment damit überfordet sind, einen Bestatter zu suchen und die notwendigen Vorabinformationen einzuholen, ist es ratsam, jemand anderen darum zu bitten. Ein Auftrag kann jedoch nur von Familienangehörigen (oder ansonsten per Vollmacht) erteilt werden.

In welchem Umfang ein Bestatter seinen Aufgaben nachkommt, hängt von Ihrem Auftrag ab. In den meisten Bundesländern sind Sie gesetzlich verpflichtet, ein Bestattungsunternehmen mit Überführungen zu beauftragen (zum Friedhof oder Krematorium etc.) – in jedem anderen Fall können Sie die komplette Beerdigung und Trauerfeier selbst organisieren.

Zwar sind Bestatter Dienstleister rund um den Todesfall, das heißt, sie kümmern sich nicht nur um die Organisation der Trauerfeier und Beerdigung, sondern bieten auch an, Behördengänge zu übernehmen sowie Renten und Versicherungen zu beantragen, doch das »Selbsttun« kann bei der Bewältigung eines Verlustes sehr hilfreich sein.

Vermutlich strengt Sie die Auseinandersetzung mit Sarg-, Blumen- und Grabauswahl sehr an. Und vielleicht bemerken Sie bei sich deshalb auch die Bereitschaft, viele Entscheidungen Ihrem Bestatter zu überlassen. Doch trotz des Gefühls der Überforderung sollten Sie bedenken, dass Ihr geliebter Mensch nur noch einen Gang auf Erden vor sich hat. Der Bestatter kannte den Verstorbenen vermutlich nicht und kann von daher nicht wissen, was ihm angemessen ist.

## 3.3 Beerdigung und Trauerfeier

Eine Beerdigung mit teurer Ausstattung sagt nichts darüber aus, was Ihnen der Verstorbene wert ist oder war. Versuchen Sie deshalb, sich nicht von den Erwartungen anderer Menschen beeinflussen zu lassen. Viel wichtiger sind Ihre Wünsche und das, was für den Verstorbenen angemessen ist. Was passt zu ihm oder ihr, und wie kann ich auf dem letzten Weg des toten Menschen dessen individuelle Persönlichkeit zum Ausdruck bringen?

Für die Sargauswahl bedeutet dies: Passt dieser Eichensarg mit Messingbeschlägen zum Verstorbenen oder entspräche ihm oder ihr viel eher ein schlichter Kiefernsarg? Möchte ich diesen Sarg vielleicht selbst gestalten? Mit Fotos oder Farbe? Soll ich nicht anstatt eines teuren Blumengestecks lieber selbst Wildblumen oder ihre geliebten Rosen aus dem Garten pflücken und sie auf den Sarg legen? Ist der mir so vertraute Mensch in Rüschen und Totenhemden richtig aufgehoben? Oder trug der Verstorbene auch im Leben gern Anzüge bzw. bevorzugte er Jeans? Möchte ich dabei helfen, den Toten zu Grabe zu tragen, oder möchte ich das Grab zuschaufeln?

**Trotz Friedhofsverordnungen und Gesetzen ist vieles möglich. Das Engagement Ihres Bestatters kann für die Umsetzung Ihrer Ideen entscheidend sein.**

Jeder tote Mensch wird beerdigt, aber nicht an jeder Beerdigung nehmen auch die Angehörigen teil, zum Beispiel finden anonyme Bestattungen (siehe »Gemeinschaftsgrabstätten«, Seite 56 f.) oder Seebestattungen (siehe Seite 52 f.) meist ohne Geleit statt. Auch wird nicht jeder Verstorbene mit einer Trauerfeier aus dem Erdenleben verabschiedet. Grundsätzlich sollten Sie sich gut überlegen, ob Sie auf das Abschiedsritual der Beerdigung und auf eine Trauerfeier verzichten wollen. Neben der Ehrerbietung und dem Respekt, der dem oder der Verstorbenen noch einmal gezollt wird, helfen Abschiedsrituale (siehe auch Seite 184 f.) den Hinterbliebenen, das Unfassbare fassbar zu machen und sich in der Gemeinschaft mit anderen Trauernden unterstützt und angenommen zu fühlen.

Gläubige Verstorbene sollten auf jeden Fall nach den Ritualen ihrer Konfession (siehe »Islamische Grabstätten«, Seite 58) bestattet werden. Selbst wenn die Angehörigen keiner Religion angehören oder sich zu anderen Glaubensrichtungen bekennen, sollte der Wunsch des Verstorbenen Priorität haben.

Bei einem **konfessionellen Begräbnis** können Sie sich an den Geistlichen wenden, in dessen Bezirk der oder die Verstorbene gelebt hat. Mit dem Geistlichen setzen Sie dann den Termin für die Trauerfeier und die Beerdigung fest. Anschließend muss noch eine Absprache mit der zuständigen Friedhofsverwaltung erfolgen. Diese manchmal äußerst komplizierten Terminabsprachen können Sie auch an Ihren Bestatter delegieren. Über die genauen Bedingungen zu einem kirchlichen Begräbnis sollten Sie mit dem zuständigen Geistlichen sprechen.

Im Angesicht des Todes verspüren auch viele nicht gläubige Menschen das Bedürfnis nach religiösen Ritualen. Ob und wen ein Geistlicher beerdigt, liegt aber bis zu einem gewissen Grade in seinem eigenen Ermessen. Jedem Getauften steht ein christliches Begräbnis zu, aber wenn der oder die Verstorbene zum Beispiel aus der Kirche ausgetreten ist, kann der Geistliche die Beerdigung verweigern.

Darüber hinaus hat der zuständige Geistliche eine Art »Hausrecht«, das heißt, Reden oder musikalische Darbietungen am Grab bedürfen seiner Zustimmung bzw. der schriftlichen Genehmigung des Kirchenvorstands.

Während bei einer konfessionellen Verabschiedung der Inhalt und die Abläufe mit dem Geistlichen abgestimmt werden, können Sie die Organisation einer Beerdigung und Trauerfeier ohne kirchlichen Beistand anderen nahe stehenden Menschen, Ihrem Bestatter oder einem Trauerredner übergeben

Dabei stellt sich zunächst die Frage: **Wo** und **Wie** soll die Verabschiedung stattfinden?

Die **nicht konfessionelle Beerdigung** kann auf kommunalen, privaten oder je nach Gegebenheiten auch auf konfessionellen Friedhöfen stattfinden. Auf einem kommunalen Friedhof sind Laienreden grundsätzlich zugelassen.

Die Trauerfeier kann unabhängig von der Religion an verschiedenen Orten abgehalten werden: zum Beispiel zu Hause, am Grab, beim Bestatter oder in der Feierhalle vom Friedhof/Krematorium. Sie haben auch die Möglichkeit, einen Ort zu wählen, der dem verstorbenen Menschen besonders wichtig war. So fand zum Beispiel die Trauerfeier für eine Verstorbene im Palmengarten eines Botanischen Gartens statt. Die Wahl ungewöhnlicher Orte für eine Trauerfeier erfordert nicht zwangsläufig mehr Organisation, da die Verantwortlichen teilweise gern bereit sind, Sie bei der Realisierung Ihrer Idee zu unterstützen.

Für eine Trauerfeier ist es nötig:

- mit dem Friedhofsbüro, Ihrem Bestatter und (falls gewünscht) einem Trauerredner einen Termin für die Beisetzung abzustimmen;
- einen Feierraum zu reservieren, dessen Nutzung oft mit Kosten verbunden ist.

**Adressen von Trauerrednern erhalten Sie über Ihren Bestatter oder die Bundesarbeitsgemeinschaft Trauerfeier e.V. (Adresse siehe Anhang, Seite 207).**

Nachdem das **Wo?** geklärt ist, stellt sich die Frage nach dem **Wie?**

Entscheidend für die Beantwortung dieser Frage ist, was dem oder der Verstorbenen *und* was Ihnen als Hinterbliebene/r besonders am Herzen liegt. Hörte sie oder er besonders gern Musik, so können Sie per CD oder live ein kleines Konzert organisieren. Lieben Sie selbst bestimmte Texte oder Gedichte, die Sie vorlesen möchten? Sang der verstorbene Mensch gern, so können Sie ihm oder ihr zum Abschied ein Ständchen bringen. Vielleicht möchten Sie auch über Ihren geliebten Menschen eine Rede halten und die anderen Trauergäste bitten, ebenfalls einige Worte zu sagen.

Haben Sie trotz nichtkonfessioneller Bestattung das Bedürfnis nach ähnlichen Ritualen wie bei einem christlichen Begräbnis, können Sie sich an einen Trauerredner wenden. Unter den Trauerrednern sind einige christlicher Herkunft, so dass auf Ihren Wunsch hin beispielsweise Gebete gesprochen werden können.

Auch wenn die Organisation einer nichtkonfessionellen Trauerfeier zunächst mühsamer erscheint, so lässt Ihnen diese Form die freie Wahl der Inhalte und damit die Möglichkeit, eine ganz indiviuelle Abschiedszeremonie mit eigenen Ritualen zu gestalten.

## 3.4 Wer trägt die Kosten einer Bestattung?

Die Bestattungskosten sind in erster Linie von den Erben zu tragen. Das heißt jedoch nicht, dass die Beerdigung auch zwangsläufig von den Erben organisiert werden muss (siehe Seite 40 f.). Wenn keine Erbschaft vorhanden ist, überträgt sich die Übernahme der Bestattungskosten auf unterhaltspflichtige Personen, wie zum Beispiel Ehepartner oder andere unterhaltspflichtige Verwandte. Das bedeutet: Selbst wenn Sie als unterhaltspflichtige Person nicht erben, sind Sie verpflichtet, die Beerdigungskosten zu tragen, soweit nicht Ihr eigener Lebensunterhalt dadurch gefährdet ist.

Wenn kein Angehöriger in der Lage ist, eine standesgemäße Bestattung zu finanzieren, kann beim örtlichen Sozialamt die Übernahme der Beerdigungskosten beantragt werden. Die Voraussetzung ist allerdings, dass diese Kosten nicht von einer Sterbekasse oder der Krankenkasse beglichen werden (siehe auch »Sozialhilfe«, Seite 70 ff.).

Im Falle einer Tötung durch Unfall oder Mord trägt der Unfallverursacher die Kosten (siehe auch »Renten bei einem Unfall«, Seite 119).

**Weitere Informationen zu den Kosten einer Bestattung erhalten Sie zum Beispiel in der Broschüre der Verbraucherzentrale »Was tun, wenn jemand stirbt?« (siehe Seite 212).**

# 4 Bestattungsarten

In Deutschland müssen Verstorbene und Urnen auf einem amtlich zugelassenen Bestattungsplatz beigesetzt werden, erlaubt sind dabei die Erd- oder die Feuerbestattung. In Ausnahmefällen und mit besonderer Genehmigung der Gemeinde- oder Stadtverwaltung kann auch ein privater Bestattungsplatz genutzt werden. Zudem ist eine gesonderte Genehmigung bei der Seebestattung (siehe Seite 52 f.) einzuholen. Die Wahl der Bestattungsart hängt ganz von den Wünschen des Verstorbenen und/oder von Ihren persönlichen Bedürfnissen ab. Manche Menschen bevorzugen die Verbrennung, weil sie sich von den Phantasien über die Zersetzung des toten Menschen befreien möchten. Zudem können Erdbestattungen Empfindungen wie »Mein geliebter Mensch liegt in der Kälte und der Dunkelheit« auslösen, so dass die Feuerbestattung zur beruhigenden Alternative werden kann. Andere Menschen erschrecken wiederum bei der Vorstellung, dass ihr geliebter Mensch zu Asche wird und »nichts von ihm/ihr übrig bleibt«.

Die Rückgabe der Aschenreste an die Natur kann bei der Seebestattung ein tröstlicher Aspekt sein. Jedoch sollten Sie die Entfernung zur Versenkungsstelle bedenken. Wenn Sie zum Beispiel in München wohnen, werden Sie nur selten die Möglichkeit haben, Ihren verstorbenen Menschen am Meer zu besuchen. Für einige Hinterbliebene ist auch die Vorstellung schwer auszuhalten, dass sich die Seeurne innerhalb kurzer Zeit auflöst. Ebenso wie beim anonymen Grab kann es bei der Seebestattung zum Problem werden, dass Sie keinen individuellen Ort zur »Begegnung« mit Ihrem Verstorbenen haben.

## 4.1 Die Erdbestattung

Bei einer Erdbestattung wird der Verstorbene in einem Sarg beigesetzt. Den Transport von der Totenhalle bis zum offenen Grab können Sie je nach Friedhofsverordnung gemeinsam mit Freunden oder Angehörigen übernehmen. Ansonsten übertragen Sie die Organisation von Sargträgern Ihrem Bestatter. Es ist auch möglich, den Sarg mit einem Wagen transportieren zu lassen. Der Ablauf der Beerdigung hängt davon ab, ob sie konfessionell oder nichtkonfessionell geplant wird (siehe Seite 45 f.).Eine Erdbestattung ist möglich in

- einem Erdgrab oder
- einem Sarkophag (Steingrab).

Für eine Erdbestattung benötigen Sie die Sterbeurkunde, die Bestattungsgenehmigung (siehe Seite 36) und eine Grabstätte.

**In einigen Bundesländern, zum Beispiel Niedersachsen oder Nordrhein-Westfalen, ist der Sargtransport innerhalb einer Ortschaft in einem Privatfahrzeug erlaubt. In Süddeutschland können Privatleute bei einigen Autovermietungen »Leichenwagen« anmieten und selbst fahren.**

## 4.2 Die Feuerbestattung

Bei der Feuerbestattung wird der Körper in einem Sarg verbrannt und die Asche in eine Urne gefüllt. Sie können sicher sein, dass sich in der Urne ausschließlich die Aschenreste des verstorbenen Menschen befinden, da immer nur ein Verstorbener eingeäschert wird. Verwechslungen sind auch deshalb ausgeschlossen, weil jeder Sarg mit einer feuerfesten Kennzeichnung jener Person ausgestattet wird. Die Urne kann in einem Erdgrab oder einem Seegrab bestattet werden.

### Voraussetzungen für eine Feuerbestattung

Die Feuerbestattung darf grundsätzlich nicht gegen den Willen des Verstorbenen durchgeführt werden. Liegt keine Willensbekundung (schriftlich oder mündlich) vor, so können die Angehörigen (siehe »Gesetzliche Grundlagen«, Seite 40 f.) die Feuerbestattung beantragen. Als LebenspartnerIn ist die Beantragung der Feuerbestattung nur möglich, wenn Ihnen eine **schriftliche Willensbekundung** des oder der Verstorbenen vorliegt.

**Als Verlobte/r des verstorbenen Menschen benötigen Sie in einigen Bundesländern *keine* schriftliche Willensbekundung, vielmehr haben Sie die Rechte eines Angehörigen. Fragen Sie bei Ihrem Bestatter nach den genauen Bestimmungen in Ihrem Bundesland.**

Der Antrag zur Feuerbestattung hat grundsätzlich die schriftliche Erlaubnis der zuständigen Behörde (Polizei oder Gemeinde) des **Einäscherungsortes** (Ausnahme Bayern und neue Bundesländer) zur Voraussetzung. Die Erlaubnis muss spätestens 24 Stunden vor der Einäscherung beantragt werden, wobei folgende Unterlagen vorzulegen sind:

- Die Sterbeurkunde (siehe Seite 36 f.).
- Die Bescheinigung einer amtsärztlichen Untersuchung, die vor der Verbrennung im Krematorium oder im Bestattungsinstitut erfolgt. Der Grund dafür liegt darin, dass bei einem Feuer alle Befunde zerstört werden, die eventuell auf einen gewaltsamen Tod hindeuten.
- Eine Bescheinigung der Polizei des **Sterbeortes**. Hier wird bestätigt, dass dort keine Umstände bekannt sind, die auf die Herbeiführung des Todes durch eine strafbare Handlung schließen lassen. Diese Regelung gilt jedoch nur für die alten Bundesländer. In den neuen Bundesländern reicht eine Bestätigung des Arztes auf der Sterbeurkunde.

Erst wenn die Erlaubnis zur Feuerbestattung dem Krematorium vorliegt, darf der tote Mensch eingeäschert werden.

Die Verbrennung eines Körpers muss grundsätzlich in einem Sarg erfolgen. In einigen Bundesländern (z.B. Berlin) ist es aus Umweltgründen vorgeschrieben, dass der verstorbene Mensch Totenhemden trägt. Damit soll vermieden werden, dass bei der Verbrennung Schadstoffe, beispielsweise aus Kunstofffasern, freigesetzt werden.

**Nicht alle Städte verfügen über eigene Krematorien, so dass erhebliche Kosten durch Überführungen entstehen können. Einige Krematorien sind so überlastet, dass kostenintensive Wartezeiten (bis zu mehreren Wochen) durch die gekühlte Lagerung entstehen können. Fragen Sie im Krematorium oder bei Ihrem Bestatter nach den Wartezeiten!**

Das Problem in dieser Wartezeit besteht darin, dass Sie keinen Ort haben, an dem Sie den Verstorbenen »besuchen« können. Zudem kann die zeitliche Distanz zwischen Tod und Verabschiedung emotional sehr belastend sein. Deshalb finden inzwischen Einäscherungen in Belgien oder den Niederlanden statt, wo die Hinterbliebenen meistens auf die Verbrennung warten können. In den Niederlanden ist auch das namenlose Ausstreuen der Asche in den Wind (nach einer Wartezeit von 30 Tagen) grundsätzlich erlaubt, was in Deutschland nicht möglich ist.

Nach der Feuerbestattung wird die Urne zu jenem Friedhof gebracht, auf dem die Beisetzung stattfinden soll. Die Aschenreste dürfen weder einem Angehörigen noch einem Beauftragten ausgehändigt werden. Die übliche Versendung von Aschenurnen erfolgt mit der Post, einem Kurierdienst des Friedhofes oder durch einen Bestatter.

Die Überführung mit der Post kann zum Problem werden: Da Sie nicht genau einschätzen können, wie lange die Post zum Urnentransport benötigt, ist es sehr schwer, einen genauen Termin für die Trauerfeier festzulegen.

## 4.3 Die Seebestattung

Nach einer Feuerbestattung ist das Begräbnis in einem Seegrab möglich, wenn folgende Voraussetzungen erfüllt werden:

- Die Vorlage der Sterbeurkunde und
- eine schriftlichen Erklärung, nach der die Seebestattung vom Verstorbenen gewünscht wurde.
- Zudem ist ein gebührenpflichtiger Antrag auf die Befreiung vom Friedhofszwang nötig.

Nach der Einäscherung fordert die mit der Beisetzung beauftragte Reederei die Urne beim Krematorium an. Die Urne wird auf dem Postweg zu ihrem Bestimmungsort befördert. Dies kann ein Hafen an der Nordsee, der Ostsee oder am Atlantik sein. Die Asche wird in eine spezielle Seeurne umgefüllt, deren Material sich im Wasser auflöst. Für die Seebestattung fährt das Schiff an einen offiziell zugelassenen Platz, außerhalb der Drei-Meilen-Zone. Der Kapitän spricht einige Worte des Abschieds und übergibt die Urne dem Meer. Auf Wunsch kann auch ein Pastor eine Andacht halten. Wenn Sie an der Seebestattung teilnehmen, können Sie nach altem Brauch einen Blumenstrauß ins Wasser werfen. Die Versenkungsstelle wird in Seekarten festgehalten und Sie erhalten davon eine Kopie, die Ihnen später per Post zugesandt wird.

Eine Seebestattung ist mit einer Einäscherung und umfangreicher Organisation verbunden. Deshalb bietet sich die Abwicklung mit einem erfahrenen Bestatter oder einem Seebestattungsunternehmen an (Adressen erhalten Sie über die Bestatterverbände).

# 5 Auswahl der Grabstätte

In Deutschland müssen Verstorbene, wie erwähnt, auf einem öffentlichen oder kirchlichen Friedhof (Ausnahme: Seebestattung und privater Bestattungsplatz) beigesetzt werden.

Sollte noch kein Grab vorhanden sein, können Sie jetzt auf einem Friedhof Ihrer Wahl ein öffentlich-rechtliches Nutzungsrecht erwerben. Im Gegensatz zur landläufigen Meinung ist ein Grab*kauf* nicht möglich, sondern wird meist mit dem Nutzungsrecht gleichgesetzt. Das Nutzungsrecht ist in der jeweiligen Friedhofsordnung geregelt und umfaßt je nach Friedhof und Alter des oder der Verstorbenen eine Dauer von 10 bis 60 Jahren. Die Nutzungsgebühren sind, selbst innerhalb einer Kommune, sehr unterschiedlich.

Es können folgende Grabstättenarten gewählt werden:

- Wahlgrabstätte bzw. Urnenwahlgrabstätte
- Reihengrabstätte bzw. Urnenreihengrabstätte
- Gemeinschaftsgrabstätte (anonymes Grab)
- Wandgrab für Urnen oder Särge

In den genannten Grabstätten können jeweils Särge bzw. auch Urnen bestattet werden. Im Gegensatz zur Erdbestattung, bei der das Grab eine rechteckige Form hat, ist das Urnengrab meist quadratisch.

Sollten Sie irgendwann feststellen, dass Sie sich für die falsche Grabart entscheiden haben, gibt es aufgrund besonders gewichtiger Gründe die Möglichkeit der Umbettung. Ein anerkannter Grund ist es beispielsweise, mit dem Verstorbenen eine Grabstätte teilen zu wollen. Die Umbettung muss bei der zuständigen Behörde (das kann die Polizei oder das Ordnungsamt sein) beantragt werden.

## 5.1 Die Wahlgrabstätte

Bei der Wahlgrabstätte handelt es sich um einen festgelegten Platz in bevorzugter Friedhofslage. Im Gegensatz zur Reihengrabstätte ist die Wahlgrabstätte meist größer und kann aus mehreren Grabstellen bestehen, die nebeneinander, aber auch übereinander liegen. In einem so genannten »Wahltiefengrab« werden zwei Menschen übereinander beerdigt, was auch innerhalb kürzester Zeit möglich ist. Unter Umständen ist das Wahltiefengrab mit zwei Grabstellen preisgünstiger als die übliche Wahlgrabstätte.

Die Wahlgrabstätte sichert den Angehörigen die Möglichkeit, später neben oder über dem geliebten Menschen begraben zu werden. Die Nutzungsdauer von Wahlgrabstätten ist von vornherein auf 40 bis 60 Jahre festgelegt, sie kann zu gegebener Zeit auch noch verlängert werden. Dementsprechend ist das Nutzungsrecht an einer Wahlgrabstätte verhältnismäßig teuer (siehe Seite 59). Wahlgräber werden häufig von Familien als Grabstätten für mehrere Generationen genutzt.

Möchten Sie jedoch als LebenspartnerIn mit Ihrem verstorbenen Menschen eine Wahlgrabstätte teilen, kann das problematisch werden. Viele Friedhofsverordnungen sehen als Nutzungsberechtigte einer Wahlgrabstätte ausschließlich Angehörige oder Erben vor. Können Sie als PartnerIn einer eheähnlichen Lebensgemeinschaft Ihre Erbberechtigung nachweisen, so erhalten Sie damit auch die Möglichkeit, das Nutzungsrecht zu erwerben (außer, die Friedhofsverordnung schließt Erben aus). In einigen Städten werden die Friedhofssatzungen auch durch Zusatzregelungen ergänzt, die grundsätzlich Partner einer Lebensgemeinschaft als Nutzungsberechtigte mit einschließen. Je nachdem, welche Regelungen in Ihrer Stadt gelten, ist es möglich, dass sich die örtliche Friedhofsverwaltung – unter Hinweis auf die Friedhofsverordnung – weigert, Ihnen als PartnerIn einer eheähnlichen Lebensgemeinschaft das Nutzungsrecht zu übertragen.

Da jedoch inzwischen zahlreiche Urteile existieren, nach denen eine auf Dauer angelegte, eheähnliche Lebensgemeinschaft mit einer Ehe gleichzusetzen ist, gibt es immer noch den Versuch, das Nutzungsrecht gerichtlich einzuklagen. Die Alternative besteht darin, von vornherein einen anderen Friedhof auszuwählen.

Bei der Entscheidung für ein Wahlgrab ist nicht nur der finanzielle Aspekt bedeutsam, sondern es stellt sich gleichzeitig auch die Frage, ob es Ihnen wichtig ist, neben oder über dem verstorbenen Menschen beerdigt zu werden. Beim Reihengrab oder einer Gemeinschaftsgrabstätte ist diese Möglichkeit ausgeschlossen.

## 5.2 Die Reihengrabstätte

Bei der Reihengrabstätte wird nur anlässlich eines Todesfalls für eine Person ein Nutzungsrecht erworben. Somit ist es nicht möglich, sich zu Lebzeiten ein bestimmtes Reihengrab auszusuchen. Die Verstorbenen werden einzeln und der Reihe nach (örtlich und zeitlich gesehen) beerdigt, so dass dort kein weiterer Platz (z.B. für den Partner) zu reservieren ist. In einigen Städten gibt es die Ausnahmeregelung, dass in einem Reihengrab noch eine Urne beigesetzt werden darf, ohne dass sich jedoch die Nutzungsdauer verändert. Das Nutzungsrecht an einem Reihengrab ist nämlich nicht zu verlängern. Im Gegensatz zum Wahlgrab ist das Reihengrab erheblich kostengünstiger (siehe Seite 59).

Neben der üblichen Reihengrabstätte gibt es auch noch die Möglichkeit eines »Reihengrabes ohne Grabzeichen«. Die Bedingungen und die Preise sind identisch mit denen des anonymen Grabes (siehe unten), der entscheidende Vorteil liegt jedoch darin, dass Sie genau wissen, wo der verstorbene Mensch begraben ist.

## 5.3 Die Gemeinschaftsgrabstätte (Anonymes Grab)

Gemeinschaftsgrabstätten werden auch als anonyme Gräber bezeichnet, weil den Hinterbliebenen zwar das Grabfeld, nicht aber die genaue Lage des Grabes bekannt ist. Die Verstorbenen werden auf großen Rasenflächen beigesetzt. Am Rand stehen

Bänke, und oft werden Gefäße für Blumen aufgestellt. Meistens handelt es sich dabei um Urnengrabstätten, da anonyme Erdbestattungen nur in größeren Städten möglich sind.

Gerade aufgrund der persönlichen, wirtschaftlichen Bedingungen wählen immer mehr Menschen das anonyme Begräbnis oder das »Reihengrab ohne Grabzeichen« (siehe Seite 59). Zudem entfällt die zeit- und kostenintensive Grabpflege, die zumeist für ältere Menschen oder weit entfernt wohnende Kinder ein entscheidender Aspekt ist. Wenn Ihnen Ihre finanzielle Situation Spielraum bei der Grabwahl lässt, sollten Sie darüber nachdenken, ob es wichtig für Sie ist, einen bestimmten Ort zu haben, an dem Sie Ihren Verstorbenen besuchen können, bzw. ob der Wegfall der Grabpflege Ihnen auch die Möglichkeit nimmt, noch etwas für den verstorbenen Menschen tun zu können.

Bei der anonymen Bestattung können Sie je nach Friedhofsverordnung nicht an der Beisetzung teilnehmen. Für manchen Angehörigen kann es zum Problem werden, keine Möglichkeit des »letzten Geleits« zu haben.

## 5.4 Wandgrab für Urnen

Die Alternative zur Beisetzung der Urne in der Erde bietet das Wandgrab für Urnen (Kolumbarium). Es handelt sich hierbei um eine Stein- oder Holzwand, die in unterschiedlichen Kammern Platz für die Urne der Verstorbenen bietet. Die Kammer wird meistens mit einer Steinplatte verschlossen, in die auf Wunsch die persönlichen Daten des Verstorbenen eingetragen werden. In einem Kolumbarium müssen die Urnen mindestens 20 Jahre verbleiben.

## 5.5 Islamische Grabstätten

Gerade in größeren Städten stellt sich die Frage nach Bestattungsplätzen für Angehörige des Islamischen Glaubens. Bisher ließen Angehörige ihre Verstorbenen vielfach in die Heimat überführen. Heute besteht jedoch auch in Deutschland die Notwendigkeit für muslimische Bestattungsplätze. Der Grund dafür ist, dass immer mehr Muslime, deren Eltern oder Großeltern beispielsweise aus der Türkei oder dem Iran stammen, in Deutschland aufwachsen. Zudem ist der Wechsel vom christlichen zum islamischen Glauben auch für Deutsche kein Tabu mehr.

Nach islamischer Vorstellung darf ein Muslim nur unter Muslimen beigesetzt werden, und die Ausrichtung der Grabfelder muss nach Mekka erfolgen. Diese Vorschrift kann nur eingehalten werden, wenn Friedhöfe eigene Grabfelder für Angehörige des islamischen Glaubens errichten, was in einigen Städten schon geschehen ist. Früher war eine Beerdigung von Muslimen auch deshalb nicht möglich, weil die Verstorbenen nur in Leichentüchern bestattet wurden, was in Deutschland nicht erlaubt war. Hamburg hat 1998 sein Bestattungsrecht für die islamische Tradition geöffnet, so dass dort eine Bestattung nach den religiösen und weltanschaulichen Traditionen des Islams möglich ist. Die Beisetzung in Tüchern ist derzeit (Stand 1999) im Bundesland Hamburg und auf einzelnen Friedhöfen in den Städten Aachen, Essen, Paderborn und Soltau erlaubt. Ausführliche Informationen erhalten Sie in der Handreichung »Islamische Bestattungen in Deutschland« (siehe Literaturempfehlungen), welche auch ein Verzeichnis islamischer Grabfelder in Deutschland enthält.

**Nach Angaben der Verbraucherzentrale betragen die Gebühren bei einem Nutzungsrecht von 30 Jahren in einer Gemeinde mit 100.000 bis 250.000 Einwohnern:**

| | | |
|---|---|---|
| Reihengrab: | DM 608,-- bis 2.016,-- | für Urnen: DM 195,-- |
| Wahlgrab: | DM 1.428,-- bis 2.777,-- | für Urnen DM 750,-- bis 1.698,-- |
| Wahltiefengrab: | DM 3.376,-- bis 3.660,-- | |
| Anonymes Grab: | DM 750,-- bis 1.835,-- | für Urnen: DM 195,-- bis 1.274,-- |
| Kolumbarium: | DM 1.000,-- bis 2.000,-- | |

# 6 Wie möchte ich die Todesnachricht weitergeben?

Nun, da Ort und Zeit der Trauerfeier festliegen, können Sie darüber nachdenken, wie Sie die Nachricht vom Tod Ihres geliebten Menschen an Angehörige, Freunde, Bekannte, Kollegen und Geschäftspartner weitergeben möchten. Dies kann über das Telefon, die Presse und/oder über Trauerbriefe geschehen. Zunächst sollten Sie eine Liste all jener Menschen erstellen, die Sie benachrichtigen möchten. Es ist auch sinnvoll, den Arbeitgeber des oder der Verstorbenen frühzeitig zu benachrichtigen, weil vielleicht von Seiten der Firma das Bedürfnis besteht, eine Anzeige aufzugeben (Weiteres siehe »Arbeitsverhältnis«, Seite 64 f.) oder an der Beerdigung teilzunehmen.

Unabhängig davon, wie Sie die Todesnachricht an andere weitergeben möchten, wird das Verfassen von Anzeigen oder Todesbriefen für Sie vermutlich sehr schmerzhaft sein. Sie haben den Tod Ihres geliebten Menschen vielleicht noch nicht realisiert und müssen jetzt für das Unfassbare Worte finden.

## 6.1 Telefonische Benachrichtigung/Todesbriefe

Die Übermittlung der Todesnachricht per Telefon scheint zunächst der einfachste Weg zu sein. Doch Sie müssen damit rechnen, dass durch die unvermittelte Nachricht Ihr Gesprächspartner geschockt oder hilflos reagiert. Und deshalb kann das sich anschließende Gespräch für Sie emotional sehr belastend und zeitintensiv werden, weil Sie stets aufs Neue die gleichen Fragen beantworten müssen. Um sich mit dieser Aufgabe nicht zu überfordern, sollten Sie Freunde oder Verwandte mit der telefonischen Benachrichtigung beauftragen. Die Alternative zum Telefon sind persönliche Todesbriefe.

## 6.2 Todesanzeigen

Im Gegensatz zu persönlichen Todesbriefen wird bei der Todesanzeige die Öffentlichkeit angesprochen. Diese Form der Benachrichtigung hat den Vorteil, dass Geschäftsfreunde oder entfernte Bekannte informiert sind. Damit können Sie zum Beispiel Telefonanrufe von ahnungslosen Menschen weitgehend vermeiden. Häufig sind Todesanzeigen allgemeiner gehalten als persönliche Todesbriefe.

Unabhängig davon, welche Form Sie wählen – die schriftliche Todesnachricht ist der individuelle Ausdruck Ihres Verlustes. Dabei haben Sie verschiedene Möglichkeiten:

- Sie können Ihre Gefühle, Ihren Schmerz, Ihren Verlust oder Ihr Bedauern über die nicht gelebten Zukunftspläne in Ihre eigenen Worte fassen.
- Für eine Todesnachricht eignen sich auch Liedtexte oder Gedichte, die Sie und/oder Ihr verstorbener Mensch sehr liebten.
- Ihr Bestatter verfügt über Musteranzeigen, aus denen Sie auswählen können.
- Sie können sich auch von gesammelten Todesanzeigen, wie zum Beispiel »Es ist echt zu bitter« (vergl. Literaturempfehlungen, Seite 211), anregen lassen.

# 7 Habe ich Ansprüche an Versicherungen?

Es mag Ihnen im Moment pietätlos erscheinen, im Angesicht des Todes direkt an Geld zu denken. Und vielleicht sagen Sie sich: »Von einer Versicherungssumme bekomme ich sie oder ihn auch nicht zurück.« Sie haben Recht – Geld kann Ihren geliebten Menschen nicht ersetzen. Aber vielleicht hat der oder die Verstorbene genau für diesen Fall vorgesorgt und wollte, dass Sie finanziell abgesichert sind. Es ist schon häufig vorgekommen, dass Menschen ein Leben lang in eine Versicherung eingezahlt haben, ohne dass die Hinterbliebenen davon wussten.

Deshalb ist es ratsam, zunächst die Unterlagen des Verstorbenen nach Policen von Unfall-, Lebens- oder Sterbegeldversicherungen durchzusehen. Auch hier gilt, dass Sie die Hilfe von Freunden und Bekannten in Anspruch nehmen sollten, um Policen zu suchen, Anschreiben aufzusetzen und mit Versicherungen Kontakt aufzunehmen.

**Sollten Sie keine Policen finden, sich aber trotzdem nicht sicher sein, ob Versicherungsansprüche bestehen, wenden Sie sich an den Gesamtverband der Deutschen Versicherungswirtschaft e.V. (GDV).**

Dem GDV gehören 98 % der deutschen Versicherungsgesellschaften an (auch Haftpflicht-, Hausrat-, Autoversicherungsgesellschaften). Der kostenlose Service des GDV besteht darin, alle Versicherungen anzuschreiben und nachzufragen, ob der Verstorbene dort versichert war. Obwohl diese Prozedur ca. ½ Jahr dauert, erlöschen eventuell bestehende Ansprüche nicht (Anschrift des GDV siehe Anhang, Seite 210).

## 7.1 Lebens- und Unfallversicherungen

Die privaten Unfallversicherungen müssen innerhalb von **48 Stunden** informiert werden. Als Unfalltod gilt es auch, wenn ein Unfall innerhalb eines Jahres zum Tode führte und die Unfallfolgen die Todesursache sind.

Bei Lebensversicherungen ist der Zeitraum nicht so klar umrissen: Die Meldepflicht muss »**umgehend und ohne schuldhaftes Verzögern**« erfolgen.

Sobald Sie die Policen und Originalunterlagen gefunden haben, können Sie bei der Versicherung einen formlosen Antrag stellen.

Dazu benötigen Sie folgende Unterlagen:

- den letzten Zahlungsnachweis
- eine Kopie der Police
- die Sterbeurkunde
- den Originalvertrag
- eventuell ein ausführliches ärztliches Zeugnis (Näheres siehe im Original-Versicherungsvertrag)

Bevor Sie Originalunterlagen zusenden, sollten Sie sie erst kopieren und dann per Einschreiben mit Rückschein verschicken.

Kam der Verstorbene bei einem Autounfall ums Leben, sollten Sie prüfen, ob die Kfz-Versicherung des Wagens eine Unfallversicherung beinhaltete. Bei einem Berufsunfall oder Wegeunfall bestehen eventuell Ansprüche gegen eine gesetzliche und/oder private Unfallversicherung. In diesem Fall sind unverzüglich der Arbeitgeber und die Berufsgenossenschaft (siehe auch Seite 119) zu informieren.

Die Berufsgenossenschaft kann eine Obduktion zwecks Unfalluntersuchung ebenso beantragen, wie es auch eine private Lebensversicherungsgesellschaft tut, die einen Versicherungsbetrug ausschließen möchte. In beiden Fällen müssen die Angehörigen schriftlich ihr Einverständnis erklären, ansonsten ist es möglich, dass der Versicherungsschutz eingeschränkt wird.

Lebens- oder Unfallversicherungen können mit oder ohne Bezugsberechtigung abgeschlossen werden, das heißt, es ist jemand benannt, dem im Todesfall die Versicherungssumme ausgezahlt wird. Gibt es keinen ausdrücklich benannten Bezugsberechtigten, fällt die Versicherungssumme den Erben zu.

**Sollte der Tod durch einen Unfall eingetreten sein und die Fahrkarte, das Flugticket oder die Tankrechnung wurde mit einer Kreditkarte beglichen, besteht eventuell eine Unfallversicherung durch die Kreditkartengesellschaft!**

Zu jeder Kreditkarte existiert ein Kreditkartenvertrag, in dem die Bedingungen genau aufgeführt sind. Sollten Sie den Vertrag nicht finden, bitten Sie die Kreditkartengesellschaft um Informationen über die Vertragsbedingungen.

## 7.2 Zahlt die Versicherung bei Selbsttötung?

Wenn sich der Ihnen nahe stehende Mensch selbst getötet hat (siehe auch Seite 189 f.), ist es vermutlich besonders schwierig für Sie, sich direkt nach dem Tod auch noch mit der Versicherung auseinander setzen zu müssen – vor allem, da die Versicherungsgesellschaft bei Suizid nicht grundsätzlich zur Zahlung verpflichtet ist.

Folgende **Ausnahmen** verpflichten die Versicherung zur Zahlung:

- Der Verstorbene war im Augenblick der Selbsttötung geschäftsunfähig.
- Seit Beginn des Versicherungsschutzes bis zum Ableben sind mehr als zwei Jahre verstrichen (in alten Verträgen eventuell drei oder fünf Jahre).

Wurde die Selbsttötungsabsicht nicht eindeutig festgestellt, muss nach der derzeitigen Rechtsprechung (u.a. BGH NJW-RR 1992, 982) die Versicherung den Suizid beweisen. Wird zum Beispiel eine Frau von einem Zug überrollt, so könnte es sich auch um einen Unfall handeln, der durch Stolpern verursacht wurde. Kann die Versicherung nicht nachweisen, dass es sich in diesem Fall um Selbsttötung handelt, muss die Versicherungssumme ausgezahlt werden.

# 8 Das Arbeitsverhältnis

Wenn Sie als Hinterbliebene/r selbst in einem Arbeitsverhältnis stehen, sollten Sie Ihren Arbeitgeber informieren. Die meisten Tarifverträge sehen nämlich für die ersten schweren Tage der Trauer eine Arbeitsbefreiung vor. Es handelt sich je nach

Verwandtschaftsgrad zum Verstorbenen um ein bis vier Tage, die beim Arbeitgeber beantragt werden müssen. Die Zeit der Arbeitsbefreiung ist oftmals viel zu kurz, deshalb sollten Sie in Betracht ziehen, gleichzeitig Urlaub zu nehmen. Näheres erfahren Sie über Ihren Arbeitgeber oder die Gewerkschaft (siehe auch Seite 139 f.). Vielleicht hat Ihr Arbeitgeber Verständnis für Ihre besondere Situation, so dass Sie die Möglichkeit haben, spontan Urlaub einzureichen. Es kann aber auch sein, dass der feste Rhythmus einer Arbeit Ihnen dabei hilft, zumindest in einem Teil Ihres Lebens noch das Gefühl von Normalität zu verspüren.

Befand sich der Ihnen nahe stehende Mensch zum Todeszeitpunkt in einem Arbeitsverhältnis, so erlischt dieses mit dem Tod. Deshalb **muss der Arbeitgeber des Verstorbenen unverzüglich benachrichtigt werden**, was zunächst telefonisch geschehen kann. Später benötigt aber auch der Arbeitgeber eine Sterbeurkunde.

War der oder die Verstorbene selbst Arbeitgeber, so erlischt das Arbeitsverhältnis seiner Angestellten nicht mit dem Tod des Arbeitgebers. Eine Ausnahme bildet das Arbeitsverhältnis, welches an eine bestimmte Person gebunden ist, wie im Folgenden zu sehen ist:

*Beispiel*:

Herr Schmitz war vor seinem Tod pflegebedürftig und stellte zu diesem Zweck einen Krankenpfleger an. Das Arbeitsverhältnis des Krankenpflegers war nur an die Person von Herrn Schmitz gebunden, so dass es mit dem Todestag erlischt und nicht auf die Erben übergeht.

## 8.1 Finanzielle Ansprüche an den Arbeitgeber

Für den Sterbemonat wurde das **Arbeitsentgelt** des Verstorbenen noch nicht ausgezahlt (außer bei Beamten, die ihre Bezüge im Voraus erhalten). Wie bereits erwähnt, ist jedes Arbeitsverhältnis mit dem Todestag beendet. Deshalb steht den Erben das Arbeitsentgelt des Verstorbenen auch nur bis zum Todestag zu.

Die einzelnen Tarifverträge und Betriebsvereinbarungen sehen häufig jedoch andere Regelungen vor: In den meisten Fällen zahlt der Arbeitgeber das Arbeitsentgelt für den Sterbemonat oder auch ein bis drei Monate darüber hinaus. Das hängt unter anderem von der Betriebszugehörigkeit und der beruflichen Stellung des verstorbenen Menschen ab.

**Lesen Sie den Arbeitsvertrag des Verstorbenen aufmerksam durch, vielleicht ist dort auch ein Passus über den Todesfall enthalten. Ansonsten wenden Sie sich an den Personalleiter oder den Betriebsrat.**

Einige Firmen fühlen sich für die Angehörigen von verstorbenen Mitarbeitern besonders verantwortlich, so dass hier Lohnfortzahlungen bis zu einem Jahr möglich sind.

**In manchen Betrieben wird Hinterbliebenen Sterbegeld gezahlt, oder es besteht bei Härtefällen die Möglichkeit, Leistungen aus einer betrieblichen Unterstützungskasse zu beziehen. Fragen Sie beim Arbeitgeber des Verstorbenen nach.**

Wenn der Verstorbene **Spesen oder Fahrtkosten** noch nicht mit dem Arbeitgeber abgerechnet hat, dann geht dieser Anspruch auf die Erben über. Sie können eine Abrechnung mit den dementsprechenden Belegen beim Arbeitgeber einreichen.

Mit dem Tod eines Arbeitnehmers erlöschen die Ansprüche an Urlaubsgeld oder noch ausstehendem **Urlaub**, da sie personengebunden sind. Eine große Ausnahme bildet bei dieser Regelung das Baugewerbe: Hier zahlt jeder Arbeitgeber monatlich in die »Urlaubs-Lohnausgleichskasse der Bauwirtschaft« ein. Jeder Arbeitnehmer erhält ein Urlaubsnachweisheft. Wenn der Verstorbene im Baugewerbe tätig war, so können Sie sich die noch ausstehenden Urlaubsansprüche auszahlen lassen. Dazu senden Sie eine Kopie des Urlaubsnachweisheftes und eine Sterbeurkunde an die »Urlaubs-Lohnausgleichskasse« (Adresse siehe Anhang, Seite 206).

Anders sieht es mit dem **Weihnachtsgeld** aus: Sollte keine andere Vereinbarung (d.h. Betriebsvereinbarung oder Tarifvertrag) getroffen worden sein, so steht beim Tod eines Arbeitnehmers den Hinterbliebenen das Weihnachtsgeld anteilmäßig zu.

*Beispiel:*

Frau Meier stirbt am 8.11.1998. Ihre Erben haben nun Anspruch auf die Auszahlung des Weihnachtsgeldes von Januar bis November 1998.

Viele größere Betriebe zahlen das Weihnachtsgeld beim Tod eines Arbeitnehmers auch für das ganze Jahr an die Erben aus.

## 8.2 Diensteigentum/Dienstwohnung

Alle Besitztümer des Arbeitgebers, die er dem oder der Verstorbenen zur Verfügung stellte, wie zum Beispiel **Dienstwagen**, **Computer**, **Arbeitsunterlagen** und andere Dinge, müssen an ihn zurückgegeben werden. Rein rechtlich muss dies bei Beendigung des Arbeitsverhältnisses, das heißt ab Todestag geschehen. In der Praxis wird jedoch mit der Rückgabe von Diensteigentum sehr unterschiedlich verfahren. Sollte zum Beispiel ein Dienstwagen von einem anderen Mitarbeiter benötigt werden, so wird der Arbeitgeber ein Interesse an einer möglichst schnellen Rückgabe haben. Sie können dann einen Termin mit ihm vereinbaren, bei dem Sie auch die persönlichen Gegenstände des Verstorbenen vom Arbeitsplatz abholen. Wahrscheinlich ist der Zeitpunkt des Austausches für Sie viel zu früh. Viele Menschen lassen sich mehr Zeit damit, sich beispielsweise vom Auto des Verstorbenen zu trennen. Deshalb sollten Sie diesen Termin nicht allein wahrnehmen oder gleich jemand anderen mit dem Austausch bevollmächtigen.

In den meisten Fällen werden für Dienstwagen Leasingverträge abgeschlossen, die einer bestimmten Kündigungsfrist unterliegen. Dann wird der Arbeitgeber Ihnen wahrscheinlich den Dienstwagen des Verstorbenen noch für einige Zeit überlassen.

Sollte der Verstorbene in einer **Dienstwohnung** gelebt haben, so ist der Arbeitsvertrag nicht mit einem Mietvertrag gleichzusetzen, auch dann nicht, wenn der Mietvertrag für eine Dienstwohnung abgeschlossen wurde. Das bedeutet im Todesfall, dass die Dienstwohnung per gesetzlicher Kündigungsfrist (siehe auch Seite 124 ff.) gekündigt werden muss. Manche Betriebsvereinbarungen sehen aber auch vor, dass die Witwen oder Witwer von Arbeitnehmern die Dienstwohnung weiterhin bewohnen dürfen.

# 9 Was tun beim Bezug von Sozialleistungen?

Leider kommt schon jetzt eine Vielzahl an Formalitäten und Aufgaben auf Sie zu. Gerade eine ungeklärte finanzielle Situation kann in der Trauerzeit eine unerträgliche Belastung sein. Vielleicht hilft Ihnen aber die Erledigung dieser Aufgaben auch dabei, in einer Zeit, in der nichts mehr so ist, wie es einmal war, ein Minimum an Alltag und Normalität zu erleben.

In diesem Kapitel geht es einerseits darum, welche Schritte Sie einleiten müssen, wenn Sie oder der Verstorbene Sozialleistungen erhielten, und andererseits haben Sie aufgrund Ihrer veränderten finanziellen Situation vielleicht Anspruch auf Leistungen des Arbeitsamtes oder des Sozialamtes.

Bekam der Verstorbene Sozialleistungen in Form von Arbeitslosengeld oder -hilfe, Sozialhilfe oder Wohngeld, ist es nötig, die zuständigen Stellen zu informieren. Zunächst reicht ein Anruf, den Sie nicht unbedingt selbst tätigen müssen. Später benötigt der Leistungsträger eine Sterbeurkunde.

## 9.1 Arbeitslosengeld oder -hilfe

Erhielt der Verstorbene als Arbeitsloser Leistungen des Arbeitsamtes, erlischt dieser Anspruch mit dem Ablauf des Todestages. In den Unterlagen des Verstorbenen werden Sie vermutlich einen Bescheid des Arbeitsamtes finden, auf dem oben eine Kundennummer vermerkt ist. Unter Angabe dieser Kundennummer können Sie beim Arbeitsamt anrufen und den Tod des Ihnen nahe stehenden Menschen melden.

Sie sind zwar verpflichtet, jede Änderung unverzüglich mitzuteilen, doch Arbeitslose erhalten nach dem derzeitigen Arbeitsförderungsgesetz (Stand 1999) ihre Bezüge ohnehin rückwirkend zum Monatsende. Deshalb wird es vermutlich zu keiner Überzahlung kommen, ansonsten fordert das Arbeitsamt das Geld zurück.

**Es ist auch möglich, dass Sie selbst nun Anspruch auf Arbeitslosenhilfe haben. Dabei sollten Sie bedenken, dass die Zahlung erst ab dem Tag der Antragstellung erfolgt.**

Das ist zum Beispiel der Fall, wenn Sie bisher aufgrund des Einkommens Ihres Partners als nicht bedürftig eingestuft wurden (Näheres siehe Literaturempfehlungen im Anhang, Seite 211).

**In allen größeren Städten gibt es ein Arbeitslosenzentrum. Hier erhalten Sie kostenlos Auskünfte zu den Bezügen des Arbeitsamtes und zur Sozialhilfe.**

## 9.2 Sozialhilfe

Auch beim Bezug von Sozialhilfe erlischt der Anspruch des verstorbenen Menschen mit dem Ablauf des Todestages. Im Gegensatz zu den Bezügen des Arbeitsamtes wird die Sozialhilfe im Voraus gezahlt, so dass hier unbedingt eine sofortige Meldung erfolgen muss.

Wurde für den Verstorbenen »Hilfe zum Lebensunterhalt« gezahlt, so ist es jedoch nicht die Praxis, dass der Betrag für den Sterbemonat zurückgefordert wird.

In Ihrer Situation als Hinterbliebener ist es nun möglich, dass durch den Tod eines Familienmitglieds die bisherige Wohnung zu groß oder zu teuer ist. Trifft dies zu, werden Sie vermutlich vom Sozialamt aufgefordert, sich in der Zeit von sechs Monaten eine Wohnung mit einer angemessenen Miete zu suchen. Wenn Sie trotz nachweisbarer Bemühungen keine andere Wohnung finden, wird diese Frist verlängert.

Gerade für Menschen, die einen schweren Verlust erlitten haben, ist oftmals ein weiterer Verlust in Form eines Wohnungswechsels emotional schwer zu verkraften. In diesem Fall können Sie sich an Ihren Hausarzt wenden und ihn bitten, Ihnen eine ärztliche Bestätigung auszustellen, nach der es Ihnen derzeit nicht zuzumuten ist, nach einer neuen Wohnung zu suchen.

**Erkundigen Sie sich vor dem Gang zum Sozialamt bei einer Sozialhilfeberatung oder dem Arbeitslosenzentrum nach Ihren Rechten!**

Aber selbst wenn Sie bisher keine Sozialhilfe erhielten, ist das Sozialamt Ihr Ansprechpartner, wenn

- Sie sich in einer finanziellen Notlage befinden;
- Ihr Einkommen nicht mehr ausreicht, um Ihren Lebensunterhalt zu sichern;
- Sie eine Unterstützung für die Kostenübernahme von Trauerkleidung, Grabschmuck oder die Anreise zur Beerdigung benötigen;
- Sie die Bestattungskosten und die Kosten der Trauerfeier nicht tragen können (siehe auch »Bestattung«, Seite 47 f.).

Sozialhilfe ist kein Almosen und kein Armengeld, sondern eine staatliche Hilfe, die Ihnen gesetzlich zusteht. Sollten Sie große Scheu vor dem Gang zum Sozialamt empfinden, dann lassen Sie sich von jemandem begleiten, der Sie in Ihrem Anliegen unterstützt.

**Im Gegensatz zu anderen Sozialhilfeleistungen müssen die erforderlichen Bestattungskosten auch rückwirkend vom Sozialamt übernommen werden.**

Mit der Beantragung weiterer Sozialleistungen, wie zum Beispiel Wohngeld, können Sie sich noch ein wenig Zeit lassen. Nähere Informationen finden Sie im Kapitel IV »In den nächsten Wochen«, Seite 141 f.

# III In den folgenden Tagen

Plötzlich ist die Hektik vorbei. Sie haben die Beerdigung hinter sich, vielleicht sind angereiste Verwandte und Freunde wieder abgefahren. Es ist möglich, dass Sie nun die Stille überfällt mit erschreckend langen Abenden und einsamen Nächten. Vielleicht meinen Sie immer wieder, dem verstorbenen Menschen begegnen zu können, warten auf das Klicken des Schlüssels oder wollen in alter Gewohnheit zum Krankenhaus fahren. Vermutlich beginnen Sie, allmählich schmerzhaft wahrzunehmen, dass Ihr geliebter Mensch gestorben ist und nie mehr wiederkommt. Wenn Sie Kinder haben, werden Sie vielleicht mit unangenehmen Fragen konfrontiert: »Wo ist Papa jetzt?« Besonders schwer ist diese Zeit für Sie, wenn Sie keine Kinder, Freunde oder Verwandten haben, die Sie unterstützen und Ihnen in Ihrer Einsamkeit zur Seite stehen (siehe auch Seite 193 f.).

Doch auch wenn Sie mit der Bewältigung Ihrer Gefühlssituation sehr beschäftigt sind, müssen in den Tagen nach der Beerdigung noch einige Institutionen informiert und Anträge gestellt werden. Gerade wenn Sie sich mit Geldsorgen plagen und nicht wissen, wie es weitergehen soll, ist die Regelung der Finanzen von enormer Bedeutung. Zu Ihrer Orientierung folgt nun eine Aufzählung der Dinge, die in den folgenden Tagen erledigt werden müssen.

## Checkliste

- Der Nachlass
  - Testament, Erbvertrag, Vermächtnis beim Nachlassgericht abgeben — Seite 84
  - Erbschein beantragen — Seite 91
  - Nachlassaufstellung — Seite 101
  - Aufgebotsverfahren beantragen — Seite 103
  - Nachlassverwaltung beantragen — Seite 104
  - Nachlasssicherung beantragen — Seite 104

- Bankangelegenheiten — Seite 93
  - Konten umschreiben — Seite 101
  - Daueraufträge löschen — Seite 101
  - Abbuchungsaufträge kündigen — Seite 100
  - Neues Konto einrichten — Seite 101
  - Einzugsberechtigte Institutionen anschreiben — Seite 100
  - Auszahlung aus Verträgen zugunsten Dritter — Seite 98

- Renten
  - Unterlagen zusammenstellen — Seite 111
  - Renten beantragen — Seite 107
  - Rentenvorschuss beantragen — Seite 113

**Folgende Institutionen müssen über den Tod informiert werden**

- Nachlassgericht (bei Testament oder Erbvertrag)
- Geldinstitute
- Berufsgenossenschaft (bei Unfall)
- Krankenkasse
- Rentenversicherungen
- Berufsständische Versorgungswerke

# 1 Erbrecht

Es ist nicht ungewöhnlich, dass sich direkt nach einem Todesfall die möglichen Erben um den Nachlass von Verstorbenen streiten. Von der Umwelt werden solche Streithähne oft mit Empörung bedacht: »Wie können sie nur? Der Vater (die Tante) ist doch gerade erst unter der Erde und sie streiten sich schon ums Geld ...« Dabei wird außer Acht gelassen, dass der Kampf auf materieller Ebene häufig stellvertretend für unausgesprochene, alte Konflikte ausgefochten wird. Wer sich zum Beispiel als Kind ungerecht behandelt und im Verhältnis zu seinen Geschwistern benachteiligt fühlte, wird vielleicht im Streit um materielles Erbe indirekt von seinen Geschwistern eine Art Wiedergutmachung einfordern. Leider ändert das nichts an den tiefen Kränkungen, die Sie bereits als Kind erlebt haben. Es kann sehr hilfreich sein, die intensive Zeit der Trauer zu nutzen, um über alte Verletzungen zu sprechen. Vielleicht ist ein Kampf um das Erbe dann nicht mehr nötig. Grundsätzlich sollten es alle Hinterbliebenen vermeiden, sich im Streitfall gegenseitig zu kränken. In der Zeit der Trauer sind alle Betroffenen schon belastet genug und sehr leicht verletzbar.

Sie mögen sich vielleicht fragen: »Was interessiert mich überhaupt das Erbrecht? Für mich ist es jetzt viel wichtiger zu wissen, wie ich über das Geld verfügen kann.« Ihre Verfügungsberechtigung bei den Banken (Ausnahme: Vollmacht, siehe Seite 97) steht in engem Zusammenhang zu Ihrer Erbberechtigung. Deshalb hilft Ihnen die Auseinandersetzung mit Erbfolgen, Testamenten und Erbschein dabei, schon frühzeitig Ihre zukünftige finanzielle Situation einschätzen zu können. Wenn Sie zumindest in groben Zügen das Erbrecht und seine Folgen kennen, ersparen Sie sich nicht nur Ärger, sondern eventuell auch erhebliche Kosten.

Für die Erbberechtigung gibt es mehrere Möglichkeiten:

- Es liegt ein Testament oder ein Erbvertrag vor, dann tritt die gesetzliche Erbfolge zurück, und Sie können ab Seite 84 weiterlesen. In diesem Fall ist es möglich, dass Sie pflichtteilsberechtigt sind (siehe Seite 89 f.).
- Ohne ausdrückliche Nachlassregelung tritt die gesetzliche Erbfolge in Kraft.

Unabhängig von der Form geht jedoch grundsätzlich ab dem Todeszeitpunkt das Eigentum des Verstorbenen als Ganzes auf die Erben über. Obwohl Sie zu diesem Zeitpunkt vielleicht noch gar nicht über den Tod jenes Menschen informiert sind, gelten Sie rein rechtlich betrachtet als neuer Eigentümer, Gläubiger oder auch Schuldner.

Grundsätzlich sollten Sie sich bei einer komplizierten Sachlage oder wenn Sie derzeit nicht die Kraft haben, sich mit Erbfolgen auseinander zu setzen, direkt an einen Anwalt, Steuerberater oder Notar wenden.

**Adressen von Anwälten, die auf Erbrecht spezialisiert sind, erfahren Sie über die Anwaltskammer, den bundesweiten Anwalt-Suchservice, Tel.: 0180/525 45 55 (0,48 DM pro Min.), oder über das Internet: http://www.anwaltverein.de.**

## 1.1 Die Erbfolge

Wenn der Verstorbene kein Testament oder einen Erbvertrag hinterlassen hat, ist per Gesetz festgelegt, wer in welchem Umfang erbt. Dies vollzieht sich nach der gesetzlichen Erbfolge, die im Bürgerlichen Gesetzbuch (BGB) geregelt ist (§§ 1922 BGB). Hier wird genau beschrieben, wie der Nachlass zwischen Verwandten und EhepartnerIn aufzuteilen ist.

Im Gegensatz zu Eltern, Kindern oder Geschwistern sind Ehepartner nicht blutsverwandt miteinander. Der Gesetzgeber hat jedoch eine Rangordnung aufgestellt, die allein von der Blutsverwandtschaft ausgeht, so dass Ehepartner vor dem Gesetz eine Sonderstellung haben (siehe Seite 80 ff.). Alle Verwandten sind in die so genannten »Ordnungsstufen« 1–4 eingeteilt. Je niedriger Ihre Ordnungsstufe, desto eher sind Sie erbberechtigt.

Das mag sich jetzt sehr kompliziert anhören, aber stellen Sie sich zur Vereinfachung einen (vom Verstorbenen ausgehenden) Stammbaum vor. Über dem Verstorbenen befinden sich die Vorfahren (wie Eltern, Großeltern), in der Mitte er selbst und darunter die Kinder und Enkel.

Alle Personen unterhalb des Verstorbenen, nämlich Kinder, Enkel, Urenkel, sind »Abkömmlinge« und somit *Erben 1. Ordnung*.

Eine Stufe oberhalb des Verstorbenen sind seine Eltern mit ihren Kindern (d.h. die Geschwister des Verstorbenen) und ihren Enkeln (d.h. Neffen und Nichten des Verstorbenen). Diese Personen sind alle *Erben 2. Ordnung*.

Die *Erben 3. Ordnung* befinden sich noch eine Stufe höher. Dies sind die Großeltern des Verstorbenen mit ihren Abkömmlingen (d.h. Tante, Onkel des Verstorbenen, Vettern und Basen).

Die Urgroßeltern mit ihren Kindern und Enkeln sind die *Erben 4. Ordnung*.

Zunächst sind die Erben 1. Ordnung erbberechtigt. Erst wenn in dieser Ordnungsstufe niemand mehr lebt, erben die Erben 2. Ordnung usw.

**Innerhalb einer Ordnungsstufe erben immer zuerst die nächsten Verwandten, das heißt Kinder vor Enkeln (1. Ordnung) oder Eltern vor Geschwistern (2. Ordnung).**

*1. Beispiel:*

Frau Schmitz ist verstorben. Sie hinterlässt eine Tochter und einen Enkelsohn. Beide gehören der 1. Ordnungsstufe an. Solange jedoch die Tochter lebt, ist sie vor dem Enkelsohn erbberechtigt. Ist die Tochter ebenfalls verstorben, so erhält der Enkelsohn ihren Anteil.

*2. Beispiel:*

Herr Müller ist kinderlos verstorben. Da er keine Erbberechtigten der ersten Ordnung hinterlässt, werden nun die Personen 2. Ordnung Herrn Müllers Erben. Auch hier gilt der gleiche Grundsatz: Die Eltern von Herrn Müller sind vor seinen Geschwistern erbberechtigt, obwohl beide derselben Ordnungsstufe angehören.

## Was erben Kinder und Enkel?

Nach der gesetzlichen Erbfolge erben die **leiblichen Kinder** vor den Enkeln und diese vor den Urenkeln (§ 1924 BGB). Alle leiblichen Kinder erben gemeinsam die Hälfte des Nachlasses, während der überlebende Ehepartner die andere Hälfte erhält. Sind die Kinder Vollwaisen, erhalten Sie den gesamten Nachlass.

Wenn der Verstorbene **Kinder aus früheren Ehen** hinterlässt, so sind sie erbrechtlich den Kindern aus der derzeitigen Ehe gleichgestellt, das heißt, sie sind Erben 1. Ordnung. Der überlebende Ehepartner erhält weiterhin die Hälfte des Nachlasses, aber die gemeinsamen Kinder müssen sich mit ihren Stiefgeschwistern das Erbe teilen.

*1. Beispiel:*

Frau Schmitz ist verstorben. Sie war zum zweiten Mal verheiratet. Sie hinterlässt aus erster Ehe ein Kind und aus der jetzigen Ehe zwei Kinder. Nun erhält Herr Schmitz die Hälfte des Nachlasses, während sich die drei Kinder die andere Hälfte teilen.

*2. Beispiel:*

Als Frau Jung stirbt, hinterlässt sie ihren Ehemann und zwei Kinder. Herr Jung hat aus erster Ehe zwei Kinder. Da zwischen seinen Kindern und Frau Jung kein Verwandtschaftsverhältnis besteht, sind sie auch nicht erbberechtigt.

Das Erbrecht **nichtehelicher Kinder** wurde am 1.4.1998 novelliert. Nach dem neuen Gesetz sind nichteheliche Kinder nicht wie bisher Erben »2. Klasse«, sondern sie sind den ehelichen Kindern gleichgestellt. Somit teilen sich eheliche und nichteheliche Kinder als Erben 1. Ordnung den Nachlass gleichberechtigt.

Das Erbrecht von **adoptierten Kindern** unterscheidet zwischen der Adoption Volljähriger und der Adoption minderjähriger Kinder.

Bei minderjährigen Kindern erlischt durch Adoption das Verwandtschaftsverhältnis zu den bisherigen Vorfahren und wird ersetzt durch die Verwandtschaft zu den Adoptiveltern. Das heißt, minderjährige Adoptivkinder beerben nicht ihre leiblichen Eltern, sondern ihre Adoptiveltern. Auch umgekehrt haben die leiblichen Eltern von Adoptivkindern keinen Anspruch mehr auf deren Vermögen. Damit sind Adoptivkinder den leiblichen Kindern ihrer Adoptiveltern gleichgestellt.

Die Adoption Volljähriger jedoch ändert nichts am bisherigen Verwandtschaftsverhältnis. Es kommen lediglich neue Eltern hinzu, nämlich Adoptivvater und/oder Adoptivmutter. Ein Erbrecht besteht nicht zur Verwandtschaft der Adoptiveltern.

Wenn Geschwister, Halb- oder Stiefgeschwister sich schon vor dem Tod eines Elternteils nicht gut verstanden haben oder sich eventuell bisher gar nicht kannten, dann kann es jetzt, wo es gilt das Erbe zu teilen, zu Neid und Streitigkeiten kommen. Zum Umgang mit dieser schwierigen Situation siehe auch »Erbrecht«, Seite 75 ff.

## Das Erbrecht des Partners/der Partnerin

Als Partner oder Partnerin des verstorbenen Menschen ist es in Bezug auf das Erbrecht von großer Bedeutung, auf welcher gesetzlichen Grundlage Sie zusammenlebten.

So sind Sie als **nicht verheirateter Lebenspartner** vor dem Gesetz fast ungeschützt. Im Bürgerlichen Gesetzbuch kommen Lebensgemeinschaften überhaupt nicht vor. Das Erbrecht berücksichtigt dementsprechend ausschließlich die Familie und die Verwandtschaft. Selbst wenn sich Ihre Lebensgemeinschaft von einer Ehe nicht unterscheidet, haben Sie keinen Erb- und keinen Pflichteilsanspruch. Hat der oder die Verstorbene nicht mit einem Testament oder einem Erbvertrag für den Todesfall vorgesorgt, erben eher weit entfernte Verwandte oder vielleicht sogar der Staat als der überlebende Partner einer eheähnlichen Lebensgemeinschaft. Sie haben nicht nur die Trauer und den Verlust zu bewältigen, sondern im Gegensatz zum erbberechtigten Ehepartner erhalten Sie kein gesetzliches Voraus (siehe Seite 82). Wahrscheinlich haben Sie jedoch einen Anspruch auf den so genannten Dreißigsten (siehe unter Nachlassverbindlichkeiten, Seite 103), der Ihnen zumindest den Lebensunterhalt für vier Wochen sichert.

(Wenn Sie selbst in der Situation sind, Vorsorge für den Partner treffen zu wollen, sollten Sie unverzüglich ein Testament oder einen Erbvertrag aufsetzen. Die entsprechenden Literaturempfehlungen finden Sie im Anhang.)

Auch wenn Sie in **Scheidung** von dem verstorbenen Ehepartner leben und ein Scheidungsantrag bei Gericht eingereicht wurde, sind Sie vom Erbrecht und Pflichtteilsanspruch (Näheres siehe Pflichtteil, Seite 89 f.) ausgeschlossen. Lebten Sie bisher in Trennung, ohne die Scheidung eingereicht zu haben, sind Sie erbberechtigt. Wenn das Scheidungsurteil schon vorliegt, erben Sie zwar nicht, aber vielleicht hatten Sie einen Unterhaltsanspruch gegenüber Ihrem geschiedenen Ehepartner. Die Unterhaltspflicht erlischt nicht mit dem Tode, sondern geht vielmehr auf die Erben als Nachlassverbindlichkeit über. Durch die Scheidung verlieren jedoch gemeinsame Testamente oder Erbverträge ihre Gültigkeit.

Als **EhepartnerIn** des verstorbenen Menschen erben Sie den größten Anteil. Aber selbst wenn keine Kinder vorhanden sind, erben Sie ohne ausdrückliches Testament nicht alles. Grundsätzlich haben Sie als überlebender Ehepartner, der gesetzlicher Erbe wird, Anspruch auf ein gesetzliches **Voraus**. Das »Voraus« besteht aus allen zum gemeinsamen Haushalt gehörenden Gegenständen sowie den Hochzeitsgeschenken. Existieren auch erbberechtigte Kinder, so erhalten Sie als »Voraus« nur die Gegenstände, die zur Führung eines angemessenen Haushaltes notwendig sind (§ 1932 BGB).

Bei der Berechnung des Ehegattenanteils müssen zwei Dinge berücksichtigt werden:

- Der Güterstand der Ehe (Zugewinngemeinschaft, Gütertrennung oder Gütergemeinschaft?)
- Die Ordnungsstufe der anderen Erben

### Zugewinngemeinschaft

Die Zugewinngemeinschaft ist der Güterstand, der automatisch gilt, falls die Eheleute nichts anderes vereinbart haben (§ 1363 BGB). Die Zugewinngemeinschaft bedeutet, dass bei der Auflösung einer Ehe, also auch im Todesfall, nur das geteilt wird, was während der Ehe gemeinsam erarbeitet wurde.

Grundsätzlich erhalten Sie als überlebender Ehepartner ¼ des Vermögens als gesetzlichen Erbteil. Zusätzlich haben Sie Anspruch auf ¼ des Nachlasses als Ausgleich für den ehelichen Zugewinn. Dabei wird nicht der tatsächliche Zugewinn während der Ehe überprüft, sondern pauschal als ¼ des Vermögens angerechnet. Somit erben Sie die Hälfte des Vermögens, wenn Kinder vorhanden sind. Gibt es keine erbberechtigten Kinder, weder aus dieser noch aus einer anderen Ehe, erhalten die Erben zweiter Ordnung ¼ und der überlebende Ehepartner ¾ des Nachlasses. Bei folgenden Beispielen wird vom Güterstand der Zugewinngemeinschaft ausgegangen.

*1. Beispiel:*

Frau Harmann ist verheiratet und hat zwei Kinder. Als sie stirbt, erbt Herr Harmann ½ (¼ als gesetzlichen Anteil und ¼ als Zugewinnausgleich) und die Kinder jeweils ¼ des Vermögens. Hat Familie Harmann keine Kinder, so erbt Herr Harmann ¾ des Nachlasses und ihre Eltern erben jeweils ⅛.

*2. Beispiel:*

Frau Harmann ist kinderlos verstorben. Ihre Mutter ist ebenfalls schon seit einigen Jahren tot. Herr Harmann erbt ½, der Vater von Frau Harmann erbt ⅛. Den Erbteil der Mutter von ⅛ teilen sich nun deren Kinder, also die Geschwister von Frau Harmann.

*3. Beispiel:*

Frau Harmann ist verheiratet, hatte keine Kinder und ihre Eltern sind verstorben. Die Erben 3. Ordnung, nämlich die Großeltern von Frau Harmann, erhalten ¼ und Herr Harmann ¾ des Vermögens. Sind auch die Großeltern verstorben, ist Herr Harmann Alleinerbe, auch wenn noch Kinder der Großeltern leben.

### Gütertrennung

Haben Sie mit Ihrem verstorbenen Ehepartner eine Gütertrennung vereinbart, findet kein Zugewinnausgleich statt, so dass die Erhöhung des Erbteils um ¼ (siehe oben) ebenfalls entfällt. Stattdessen richtet sich der Erbteil bei der Gütertrennung nach der Anzahl der Kinder. Hinterlässt der Verstorbene neben dem Ehepartner ein Kind, so erben beide die Hälfte. Gleiches gilt für die Aufteilung des Nachlasses bei zwei Kindern, dann erhalten die beiden Kinder und der Ehepartner jeder ⅓. Bei 3 oder mehr Kindern erbt der Ehepartner grundsätzlich ¼, während sich die Kinder den Rest teilen. Die folgenden Beispiele haben die Gütertrennung der Ehepartner zur Grundlage:

*1. Beispiel:*

Frau Schmitz ist verheiratet und hat zwei Kinder. Als sie stirbt, erbt ihr Ehemann ⅓ und jedes Kind ⅓ des Vermögens.

*2. Beispiel:*

Frau Schmitz hat drei Kinder. Bei ihrem Tod erhält ihr Mann ¼, während sich die Kinder den Rest (¾) teilen.

*3. Beispiel:*

Frau Böhmer verstirbt kinderlos. Im Zuge der Gütertrennung erbt ihr Ehegatte ½ und die Verwandten 2. Ordnung (z.B. ihre Eltern) ½ des Vermögens.

## 1.2 Testament und Erbvertrag

Plötzlich sind Sie in der Situation, Dinge für den Verstorbenen regeln und entscheiden zu müssen, obwohl Sie vielleicht seinen Willen nicht genau kennen. Bevor Sie Entscheidungen treffen, sollten Sie zunächst nach einem Testament oder anderen Bekundungen des letzten Willens suchen. Sie sind vom Gesetzgeber nicht dazu verpflichtet, in den ersten Tagen nach dem Tod in der Wohnung des Verstorbenen nach einem eventuell vorhandenen Testament zu suchen. Finden Sie jedoch ein Testament, einen Erbvertrag, ein Vermächtnis (siehe Seite 85 ff.) oder Unterlagen über Schenkungen oder Auflagen, müssen Sie es dem Nachlassgericht am letzten Hauptwohnsitz des Verstorbenen unverzüglich (§ 2259 BGB) übergeben oder per Post zusenden.

**Nach der derzeitigen Rechtsprechung liegt die Obergrenze zur Testamentsabgabe bei zwei Wochen nach dem Todesfall (OLG Hamm, NJW-RR 1990,523).**

Hat der Verstorbene seinen letzten Willen durch ein Testament oder einen Erbvertrag festgelegt, tritt die gesetzliche Erbfolge zurück. Stattdessen ist die letztwillige Verfügung aus dem Testament oder Erbvertrag maßgeblich. Vielleicht wollte der Verstorbene ganz bewusst jemanden bedenken, der nach der gesetzlichen Erbfolge nichts erhalten hätte, oder es war seine Absicht, einen gesetzlich Erbberechtigten zu enterben (siehe auch Pflichtteil, Seite 89 f.).

Es würde den Rahmen dieses Buches sprengen, alle Vor- und Nachteile der verschiedenen Testamente aufzuführen. Deshalb liegt der Schwerpunkt in diesem Kapitel darauf, welche Schritte Sie als Hinterbliebene/r unternehmen müssen, wenn ein Testament oder Erbvertrag vorhanden ist. Sollten Sie sich in der Situation befinden, dass der nahe stehende Mensch noch nicht verstorben ist und er/sie ein Testament oder einen Erbvertrag errichten möchte, orientieren Sie sich bitte an den Literaturempfehlungen im Anhang.

**Ausschließlich im Bundesland Bayern haben die Nachlassgerichte eine so genannte »Amtsermittlungspflicht«, nach der bei jedem Sterbefall die Angehörigen zu einem eventuell vorhandenen Testament befragt werden.**

## Verschiedene Testamente

Ein **notarielles Testament** wurde vor einem Notar errichtet und anschließend beim örtlichen Amtsgericht Abt. Nachlassgericht hinterlegt. Wer beim Nachlassgericht ein Testament hinterlegt, wird namentlich dem örtlichen Standesamt benannt. Verstirbt nun dieser Mensch, so erfährt das Amtsgericht unverzüglich vom Tod und informiert daraufhin die Angehörigen. Ein notarielles Testament macht den Erbschein (siehe Seite 91 f.) überflüssig, da es von Banken und auch vom Grundbuchamt für die Umschreibung eines Eigentümerwechsels anerkannt wird.

Ein **handschriftliches oder eigenhändiges Testament** finden Sie vermutlich beim Verstorbenen zu Hause. Die wichtigsten Kriterien für ein eigenhändiges Testament sind die, dass es vom Verstorbenen handschriftlich verfasst und mit Vor- und Familiennamen unterzeichnet wurde. Auch ein eigenhändiges, gemeinschaftliches Testament muss von allen Verfassern unterschrieben sein. Sind diese Kriterien nicht erfüllt, können Zweifel an der Identität entstehen, so dass eventuell die gesetzliche Erbfolge eintritt.

Wenn Sie kein Testament finden, obwohl Sie genau wissen, dass der oder die Verstorbene ein Testament verfasste und nicht wieder vernichtete, müssen Sie diesen Sachverhalt dem Nachlassgericht mitteilen. Die Erbfolge kann nämlich auch nach dem nicht gefundenen Originaltestament eintreten, soweit der Inhalt, zum Beispiel durch Fotokopie oder Zeugenaussagen, nachgewiesen werden kann (OLG Köln NJW RR 1993, 970).

Das eigenhändige Testament hat erbrechtlich die gleiche Wirkung wie das notarielle Testament. Der Unterschied besteht jedoch darin, dass Sie dieses Testament, wie erwähnt, beim Nachlassgericht abgeben müssen, während das notarielle Testament dem Nachlassgericht schon vorliegt. Zudem reicht ein eigenhändiges Testament in den meisten Fällen nicht als Legitimationsbeweis (siehe auch Banken, Seite 93 ff.), so dass zusätzlich die Beantragung eines Erbscheins nötig ist.

*Beispiel:*

**Mein letzter Wille**
Ich setze meinen Sohn Wilhelm Holsten als Alleinerben ein.

Münster, den 12.12.1998

*Edeltraud Holsten*

Ein **gemeinschaftliches Testament** hat nur dann Gültigkeit, wenn es von Ehegatten, das heißt nicht von Verlobten oder Lebenspartnern, errichtet wurde. Es dient meistens dazu, den überlebenden Ehepartner finanziell abzusichern, zum Beispiel, indem sich die Eheleute gegenseitig als Erben und die Kinder als Erben des Letztversterbenden einsetzen. Unabhängig von der Form des gemeinschaftlichen Testamentes haben die Kinder trotzdem das Recht, einen *Pflichtteil* zu fordern (siehe Seite 89 f.). Ist Ihr Ehepartner verstorben und Sie hatten ein gemeinschaftliches Testament, so ist die weitere Verfahrensweise abhängig davon, ob es eigenhändig oder notariell beglaubigt ist.

*Beispiel:*

**Gemeinschaftliches Testament**
Wir, Erika und Hans Schulte, setzen uns gegenseitig zu Erben unseres Nachlasses ein.
Unsere Kinder sollen den Letztversterbenden beerben.

Hamburg, den 8.6.1999

*Erika Schulte/Hans Schulte*

Das gemeinschaftliche Testament von Erika und Hans Schulte wird auch als »Berliner Testament« bezeichnet.

## Wenn ein Erbvertrag vorliegt

Im Gegensatz zum gemeinschaftlichen Testament, welches jederzeit von einem der Ehepartner widerrufen werden kann, ist dies beim Erbvertrag nicht möglich. Ein Erbvertrag wird zwischen zwei oder mehreren Personen abgeschlossen, die nicht miteinander verwandt sein müssen, und kann nicht mehr einseitig geändert werden. Wenn ein Erbvertrag und gleichzeitig ein Testament vorliegen, ist nur der Erbvertrag wirksam. Trotz dieses Wissens sind Sie verpflichtet, das gefundene Testament beim Nachlassgericht abzugeben. Der Erbvertrag ist so lange bindend, wie die Vertragspartner nicht gemeinsam vor dem Notar die Verfügung widerrufen haben. Deshalb wird der Erbvertrag häufig zur Absicherung einer eheähnlichen Lebensgemeinschaft genutzt.

Der Erbvertrag wird vor einem Notar abgeschlossen und anschließend beim Amtsgericht Abt. Nachlassgericht (Verfahren wie beim notariellen Testament) hinterlegt. Bei einem Erbvertrag benötigen Sie keinen Erbschein, da dieser vom Grundbuchamt und meistens auch von den Geldinstituten als Erbberechtigung anerkannt wird.

## Das Vermächtnis

Teil eines Testaments oder eines Erbvertrags kann auch ein **Vermächtnis** sein. Das Vermächtnis dient dazu, Personen, die nicht erbberechtigt sind, oder Erben über ihren Anteil hinaus etwas zu hinterlassen. Ein Vermächtnis ist ein Anspruch gegen die Erben auf die Zahlung einer Geldsumme oder auf die Herausgabe bestimmter Gegenstände, das heißt, wenn ein Vermächtnis zu Ihren Gunsten vorliegt, müssen Sie sich an die Erben wenden, um die zugesprochenen Gegenstände oder die Geldsumme zu erhalten.

*Beispiel:*

**Mein letzter Wille**

Hiermit hinterlasse ich meiner Haushälterin Elvira Sandkorn, geboren am 14.8.1936, 10.000,--DM und die goldene Taschenuhr.

München, den 4.7.1998

*Otto Waldmann*

**Ein Testament, Erbvertrag oder Vermächtnis kann den Pflichtteil von Erbberechtigten (siehe nächstes Kapitel) nicht ausschließen, außer es liegt ein ausdrückliches Einverständnis der Pflichtteilsberechtigten vor.**

## 1.3 Wer erhält einen Pflichtteil?

Selbst wenn der Verstorbene in seiner letztwilligen Verfügung einige Erbberechtigte von dem Erbe ausgeschlossen hat, erhalten diese trotzdem einen Pflichtteil. Pflichtteilsberechtigt sind die Kinder bzw. die Enkel des Verstorbenen oder, wenn der/die Verstorbene kinderlos war, auch die Eltern. Die Rangfolge beim Pflichtteil ist mit der Erbfolge identisch, das heißt, wenn ein Kind schon verstorben ist, tritt der Enkel an seine Stelle. Der Pflichtteil beträgt 1/2 des gesetzlichen Erbanspruchs.

Der Enterbung ist häufig ein Familienstreit vorausgegangen. Manchmal enterben auch Eltern ihre Kinder, weil sie über deren Lebensweg enttäuscht sind. Auf jeden Fall ist eine Enterbung oft von starken Gefühlen wie Wut, Enttäuschung, Rache, Neid, Ohnmacht oder Hilflosigkeit begleitet, die jetzt im Todesfall wieder aktiviert werden. Wurden Sie zum Beispiel von ihrem Vater enterbt, so kann es sein, dass Sie nun wütend auf Ihre Geschwister sind, die den vollen Erbteil erhalten. Vielleicht empfinden Sie auch Zorn auf Ihre Mutter, die es nicht zu verhindern wusste, dass Sie sich mit einem Pflichtteil begnügen müssen. Die Enterbung bedeutet immer eine Zurückweisung. Wie stark Sie diese Zurückweisung erleben, hängt von Ihrer Person und den Umständen ab. Trotzdem ist jede Zurückweisung kränkend. Es ist jedoch die Frage, ob Ihre Mutter oder Ihre Geschwister an der Zurückweisung tatsächlich beteiligt waren oder ob Ihre Wut jetzt vielmehr Ihrem verstorbenen Vater (siehe Seite 181) gelten müsste. Suchen Sie nach Wegen, den durch die Enterbung ausgelösten heftigen Gefühlen Ausdruck zu verleihen, und holen Sie sich Unterstützung von lieben Menschen, bei denen Sie sich jetzt gut aufgehoben fühlen.

**Laut § 2213 BGB können Sie Ihren Pflichtteil nur bei den Erben und nicht beim Testamentsvollstrecker oder dem Nachlassgericht einfordern. Dazu haben Sie drei Jahre Zeit, nachdem Sie vom Erbfall Kenntnis erlangten.**

*Beispiel:*

Herr Müller hat mit seiner Ehefrau ein gemeinschaftliches Testament errichtet und in diesem Zuge den einzigen Sohn Willi enterbt, weil dieser spielsüchtig ist. Willi sollte vor allem keinen Anspruch auf das mühsam ersparte Haus haben. Herr und Frau Müller leben in dem gesetzlichen Güterstand der Zugewinngemeinschaft. Als Herr Müller stirbt, hat nun der Sohn trotz der Enterbung einen Pflichtteilsanspruch von ¼ des Erbes. Da Frau Müller über keine anderen finanziellen Mittel verfügt, ist sie gezwungen, das Haus zu verkaufen, um den Sohn auszahlen zu können.

**Wurde in einem Testament eine Erbschaft erteilt, die geringer ist als der gesetzliche Pflichtteil, so können Sie den Rest bei den Erben (nicht beim Nachlassgericht) einfordern!**

## 1.4 Was ist ein Erbschein?

Wenn Sie den Verstorbenen beerben, so müssen Sie nicht nur wissen, worin Ihr Erbe besteht, sondern oftmals stellt sich die Frage, wie Sie überhaupt über Ihr Erbteil verfügen können. Öffentliche Institutionen, wie beispielsweise Banken, dürfen Ihnen kein Geld auszahlen, solange Sie nicht beweisen können, dass Sie tatsächlich erbberechtigt sind. Sie wären nicht der erste Mensch, der sich in der unangenehmen Situation befindet, plötzlich am Bankschalter mit einem bedauernden Achselzucken abgewiesen zu werden (Weiteres siehe Bankangelegenheiten, Seite 93 f.). Eine Beweismöglichkeit ist das notarielle Testament bzw. der Erbvertrag, eine andere der Erbschein.

Alleinerben benötigen zum Beispiel keinen Erbschein, hier reicht zum Nachweis für Banken das so genannte Eröffnungsprotokoll. Dieses wird anlässlich der Eröffnung der »Verfügung von Todes wegen« (d.h. Testament oder Erbvertrag) vom Nachlassgericht erstellt. Gehören zum Nachlass Grundstücke oder Bankguthaben, Wertpapierdepots oder Schließfächer, für die keine Vollmachten über den Tod hinaus vorliegen (siehe Banken, Seite 93 f., 99), ist in der Regel ein Erbschein erforderlich.

Der Erbschein ist ein gerichtliches Zeugnis über erbrechtliche Verhältnisse (§ 2353 BGB). Die Beantragung ist kostenpflichtig, wobei sich die Höhe am Wert des Nachlasses orientiert. Nach § 107II Kostenordnung (KostO) kostet für ein Erbe von 10.000 DM der Erbschein 80 DM und 1.610 DM bei einem Nachlass im Wert von einer Million.

**Wer nur einen Pflichtteil oder ein Vermächtnis beansprucht, gilt nicht als Erbe und ist nicht antragsberechtigt. Anträge auf einen Erbschein von Nichtberechtigten werden kostenpflichtig zurückgewiesen!**

Im Erbschein sind alle Erben namentlich benannt sowie der Umfang ihres Erbanteils – genaue Beträge werden nicht aufgeführt.

Der Erbschein muss beim Amtsgericht Abt. Nachlassgericht beantragt werden, in dessen Bezirk der oder die Verstorbene den letzten Hauptwohnsitz hatte. Dazu benötigen Sie folgende Unterlagen oder eidesstattliche Erklärungen:

- Sterbeurkunde;
- Stammbuch, Geburts- oder Heiratsurkunde, um als Angehöriger Ihr Familienverhältnis nachzuweisen;
- die Verfügung (Testament, Erbvertrag etc.), nach der Sie erbberechtigt sind;
- ob Personen vorhanden sind, die ebenfalls erbberechtigt sind;
- ob ein Rechtsstreit über das Erbe anhängig ist;
- eine eidesstattliche Versicherung der Richtigkeit der Angaben (kostenpflichtig).

**Den schriftlichen Antrag auf Erteilung eines Erbscheins zu verfassen ist recht mühsam. Deshalb sollten Sie ihn persönlich beim Nachlassgericht stellen. Der Beamte übernimmt das Protokoll und Sie können sich sicher sein, dass Ihre Angaben vollständig sind. Dadurch entstehen keine zusätzlichen Kosten!**

Wenn Sie Fragen haben, können Sie sich an die Rechtspfleger des Nachlassgerichts wenden, die Ihnen gern behilflich sind, solange es sich nicht um eine ausdrückliche Rechtsberatung handelt. Bei einer komplizierten Sachlage sollten Sie auf jeden Fall einen Anwalt hinzuziehen.

**Die Beantragung eines Erbscheins wird als »Annahme der Erbschaft« gewertet. Deshalb sollten Sie vor der Beantragung unbedingt eine Wertermittlung des Nachlasses vornehmen (siehe auch »Der Nachlass«, Seite101 ff.).**

# 2 Bankangelegenheiten

Nachdem Sie nun wissen, ob und zu welchem Teil Sie erbberechtigt sind, Sie das Testament beim Nachlassgericht abgegeben haben oder einen Erbschein beantragten, stellt sich die Frage, wie Sie über das Geld verfügen können, solange noch kein Nachweis Ihrer Erbberechtigung in Form eines Eröffnungsprotokolls oder eines Erbscheins vorliegt.

Im ersten Teil dieses Kapitels werden Möglichkeiten aufgezeigt, wie Sie über Geld verfügen können, obwohl Sie beispielsweise als LebenspartnerIn nicht erbberechtigt sind oder Sie Ihre Erbberechtigung noch nicht nachweisen können.

Liegt Ihnen jedoch eine nachweisliche Erbberechtigung vor, können Sie gleich unter Punkt 2.2, Seite 99 ff., weiterlesen.

**Fragen Sie bei Ihrem Geldinstitut nach Broschüren zu den Themen »Was im Todesfall zu tun ist« und »Erbrecht«. Zumindest die großen Geldinstitute geben empfehlenswertes Infomaterial heraus.**

## 2.1 Ohne (nachweisliche) Erbberechtigung

Ob Sie nun über die Konten des verstorbenen Menschen verfügen können, hängt nicht nur von eventuell vorliegenden Vollmachten ab, sondern auch von der Kontoart und von dem Ermessen des jeweiligen Geldinstituts. Einige Banken zahlen zum Beispiel bei wahrscheinlicher Erbberechtigung nur bis zu einem bestimmten Betrag aus. Andere Institute machen die Auszahlung davon abhängig, ob Sie der Bank bekannt sind und wie Ihr eigener Guthabenstand ist. Die Banken haben das Recht, sich stur zu stellen und Ihnen keinen Pfennig auszuzahlen, bis Sie dem Geldinstitut Ihre Erbberechtigung nachweisen. Auch wenn Sie diese Situation vielleicht als peinlich erleben oder wütend reagieren, sollten Sie bedenken, dass die Bank für unrechtmäßige Verfügungen haften muss und deshalb entsprechende Vorsicht walten lässt. Dabei ist für das Geldinstitut nicht zwangsläufig die Vorlage der Sterbeurkunde maßgeblich, sondern es handelt, sobald es von einem Sterbefall (z.B. über eine Todesanzeige) erfährt. Das kann für Sie unter Umständen fatale Folgen haben: Ab dem Zeitpunkt an dem die Bank Kenntnis vom Tod ihres Kunden erhält, werden dessen Euroscheck- und Kundenkarten gesperrt, und Sie haben kein Recht auf Informationen über den Kontostand oder den Umfang des Vermögens.

Als Ehepartner des Verstorbenen liegt Ihnen vermutlich eine Kontovollmacht vor. Da üblicherweise die Kontovollmachten auch über den Tod hinaus gelten, können Sie in diesem Fall über das Geld verfügen (siehe Seite 97).

## Kontoarten

Unter der Bezeichnung Konto werden sowohl Girokonten als auch Sparbücher oder Banksafes geführt. Wichtig ist dabei die so genannte Verfügungsberechtigung, das heißt, wer berechtigt ist, vom Konto abzuheben, zu überweisen oder es aufzulösen. Die verschiedenen Kontoarten sind auch mit unterschiedlichen Verfügungsberechtigungen verknüpft. Das ist vor allem im Hinblick darauf entscheidend, dass Sie vielleicht nicht erbberechtigt sind oder Sie im Moment Ihre Erbberechtigung noch nicht nachweisen können.

Viele Konten haben nur eine verfügungsberechtigte Person und werden deshalb als **Einzelkonten** bezeichnet. Verstirbt nun der Kontoinhaber und Sie können keine Vollmacht vorweisen, so liegt es wie gesagt im Ermessen des Geldinstitutes, ob Sie von einem Einzelkonto Geld abheben können.

Im Gegensatz zum Einzelkonto hat ein **Gemeinschaftskonto** mehrere Kontoinhaber. In den meisten Fällen haben Gemeinschaftskonten zwei Kontoinhaber, die gleichberechtigt über das Konto verfügen können. Gemeinschaftskonten werden auch als *»Oder«-Konten* oder *»Und«-Konten* bezeichnet, wobei jede Kontoart andere Konsequenzen nach sich zieht.

**Suchen Sie in den Bankunterlagen nach dem Durchschlag des Kontoeröffnungsvertrages. Dort ist vermerkt, um welche Kontoart es sich handelt. Ansonsten fragen Sie bei Ihrer Bank nach.**

Das »Oder«-Konto ist ein Gemeinschaftskonto mit mehreren Kontoinhabern, die unabhängig voneinander über das Konto verfügen können. Das »Oder«-Konto ist die übliche Kontoart bei Gemeinschaftskonten und wird häufig von Paaren eingerichtet. Dabei müssen die einzelnen Kontoinhaber nicht miteinander verwandt sein. Sind Sie InhaberIn eines »Oder«-Kontos und der oder die 2. KontoinhaberIn verstarb, so sind Sie in Ihrer Berechtigung, vom Konto abzuheben, es zu löschen oder auf Ihren Namen umschreiben zu lassen, nicht eingeschränkt. Als LebenspartnerIn eines verstorbenen Menschen sind Sie (nach der gesetzlichen Erbfolge) nicht erbberechtigt, so dass die Erben an Sie herantreten können, um 50 % des Guthabens zu beanspruchen.

*Beispiel:*

Irene Völker lebt mit Bruno Zimmermann unverheiratet zusammen. Sie haben ein »Oder«-Konto eingerichtet, auf das Frau Völker grundsätzlich mehr eingezahlt hat als Herr Zimmermann. Als Bruno Zimmermann bei einem Unfall ums Leben kommt, hat Frau Völker weiterhin die uneingeschränkte

Verfügungsberechtigung für das gemeinsame Konto. Nachdem die Erben von Bruno Zimmermann einen Erbschein bei der Bank vorgelegt haben, beanspruchen sie 50 % des Guthabens vom gemeinsamen Konto. Nun muss das Nachlassgericht den Streit klären, wobei es von Vorteil ist, wenn Irene Völker belegen kann, dass ein Großteil des Guthabens ihr gehört. Aufgrund der unklaren Rechtslage wandelt die Bank daraufhin das »Oder«- in ein »Und«-Konto um, so dass alle Beteiligten nur gemeinsam über das Konto verfügen können, bis das Nachlassgericht entschieden hat.

In diesem Beispiel ist die Rechtslage deshalb so schwierig, weil Frau Völker nicht erbberechtigt ist. Anders sieht es bei Eheleuten aus, weil der oder die 2. Verfügungsberechtigte meist auch gleichzeitig Erbe ist.

Im Gegensatz zum »Oder«-Konto können die Kontoinhaber bei einem »Und«-Konto nur gemeinsam über das Geld verfügen. Wird ein Kontoinhaber krank, benötigen die anderen Inhaber dessen Vollmacht. Verstirbt ein Kontoinhaber, können die anderen kein Geld abheben, bis die Erbberechtigung geklärt ist. Haben Sie mit Ihrem verstorbenen Partner ein »Und«-Konto ohne »Vollmacht für den Todesfall«, bleibt das Konto bis zum Nachweis Ihres Erbes gesperrt.

**Unabhängig von der Kontoart oder der Verfügungsberechtigung werden die Bestattungskosten (nur auf Nachweis) vom Konto des Verstorbenen freigegeben, sofern Guthaben vorhanden ist.**

Der **Banksafe** kann ebenso wie jedes andere Konto als Gemeinschafts- oder Einzelkonto geführt werden, daraus ergibt sich auch die entsprechende Verfügungsberechtigung. Problematisch wird es, wenn der Safeschlüssel nicht auffindbar ist, da bei der Bank kein Zweitschlüssel existiert. Nun muss ein Unternehmen beauftragt werden, welches den Safe ausbaut und das Schloss aufbricht. Besprechen Sie die genaue Vorgehensweise mit Ihrer Bank.

## Vollmachten

Bei den meisten Banken gelten die üblichen Kontovollmachten als Vollmacht über den Tod hinaus. Es gibt aber auch die spezielle »Vollmacht für den Todesfall«: Dann sind Sie nicht zu Lebzeiten des Kontoinhabers, sondern ausschließlich bei dessen Tod bevollmächtigt, über sein oder ihr Konto zu verfügen.

Hat der Verstorbene Ihnen eine Vollmacht erteilt, so können Sie jetzt uneingeschränkt über das Guthaben verfügen. Die Vollmacht liegt der Bank vor, deshalb fragen Sie dort nach. Wahrscheinlich müssen Sie sich zwar ausweisen, bevor Sie über Geld verfügen können, aber Sie benötigen auf keinen Fall einen Nachweis Ihrer Erbberechtigung. Sind Sie bevollmächtigt, jedoch nicht erbberechtigt, so müssen Sie das abgehobene Geld an die Erben zurückzahlen (§ 812 BGB), außer Sie haben es nachweislich zur Schuldenbegleichung benutzt.

**Die Erben können die erteilte Vollmacht jederzeit widerrufen.**

## Vertrag zugunsten Dritter

Dies ist ein Vertrag, in dem eine Person benannt ist, die ein bestimmtes Guthaben erhält. Ein Vertrag zugunsten Dritter kann auch speziell auf den Todesfall abgeschlossen sein, zum Beispiel bei einem Sparbuch.

*Beispiel:*

Herr Evers hat auf den Namen seines Patenkindes Rolf ein Sparbuch eingerichtet. Grundsätzlich hätte Rolf ab seinem 18. Lebensjahr das Recht, das Sparbuch einzufordern. Um diese rechtliche Möglichkeit zu umgehen, hat Herr Evers das Sparbuch als »Vertrag zugunsten Dritter auf den Todesfall« angelegt. Als Herr Evers verstirbt, wird Rolf (soweit die Adresse bekannt ist) von der Bank angeschrieben und darauf hingewiesen, dass er nun Eigentümer eines Sparbuches ist. Sollte Rolf beim Tod seines Onkels noch minderjährig sein, so verwalten seine Sorgeberechtigten das Vermögen bis zu seinem 18. Lebensjahr (siehe auch »Pflichten bei minderjährigen Erben«, Seite 149 ff.).

Wenn Sie Verträge zugunsten Dritter im Nachlass finden oder wissen, dass zu Ihren Gunsten ein solcher Vertrag abgeschlossen wurde, können Sie sich direkt an die Bank wenden und die Auszahlung beanspruchen.

Verträge zugunsten Dritter werden häufig abgeschlossen über

- Wertpapierdepots
- Bausparverträge mit Drittbegünstigungsklausel
- Sparbücher auf den Namen eines Dritten
- Sparbriefe

Nicht alle Verträge zugunsten Dritter werden im Todesfall sofort ausgezahlt. Bei einem Sparbrief, der zum Beispiel eine Laufzeit von zehn Jahren hat, sind Sie vielleicht neuer Eigentümer geworden, die Laufzeit müssen Sie jedoch einhalten, ehe Sie über das Geld verfügen können.

Grundsätzlich sollten Sie zunächst die Vertragsunterlagen daraufhin überprüfen, wer als Begünstigter benannt ist und ob die Verpflichtungen im Todesfall erlöschen oder vielmehr

Laufzeiten eingehalten werden müssen. Besprechen Sie die Abwicklung mit der Bank. Wichtig ist es, dort nachzufragen, wer sich besonders gut mit Erbangelegenheiten auskennt. Nicht jeder Bankangestellte ist über die speziellen Regelungen im Todesfall umfassend informiert.

## 2.2 Mit nachweislicher Erbberechtigung

Sollte Ihnen eine Erbberechtigung in Form eines Eröffnungsprotokolls oder eines Erbscheins vorliegen, sind Sie als Erbe neuer Eigentümer des Vermögens, das heißt, auf Sie geht nun das gesamte Bankguthaben über – aber auch Kredite, Kontoüberziehungen, Grundschulden oder andere Verpflichtungen. Demzufolge können Sie Konten löschen, umschreiben oder Geld abheben.

Verträge zugunsten Dritter, die nicht auf Ihren Namen ausgestellt sind, gehören nicht Ihnen, sondern dem oder der Begünstigten (siehe Seite 97 f.).

Auch ist es möglich, dass Sie jetzt zwar InhaberIn von Spar- oder Bausparverträgen sind, trotzdem aber die vereinbarten Laufzeiten eingehalten werden müssen.

Sollten Sie nicht allein erben, sondern mit anderen Personen zusammen, so bilden Sie eine **Erbengemeinschaft.** Mehrere Erben sind grundsätzlich nur zur gemeinsamen Verfügung berechtigt (auch bei einem Safe). Deshalb empfiehlt es sich, dass alle Erben bei der Bank ihre Unterschrift hinterlegen, um dann direkt vor Ort einen Erben schriftlich zu bevollmächtigen, im Auftrag der Erbengemeinschaft zu handeln.

Diesen Hinweis sollten Sie unbedingt beachten, wenn die einzelnen Erben weit voneinander entfernt oder vielleicht sogar im Ausland wohnen. Ansonsten ist der Vorgang nur mit großem Verwaltungsaufwand möglich, weil die einzelnen Erben per Einschreiben mit Rückschein aufgefordert werden,

Ihre Unterschrift abzugeben. Je nach Entfernung kann das mehrere Wochen dauern. In dieser Zeit kann niemand über das Konto verfügen.

## Zahlungsverkehr

Sind Sie nachweislich erbberechtigt, so bitten Sie die Bank um eine Aufstellung aller regelmäßigen Zahlungen. Durch den Tod des Kontoinhabers erlischt kein Dauer- oder Abbuchungsauftrag und keine Einzugsermächtigung. Deshalb sollten Sie zunächst Unterlagen über eventuell vorliegende **Abbuchungsaufträge** prüfen. Die detaillierten Bedingungen eines Abbuchungsauftrags liegen der Bank vor. Es ist zum Beispiel möglich, dass der Verstorbene den Auftrag erteilte, alle Forderungen eines bestimmten Versandhauses zu erfüllen. Im Gegensatz zur Einzugsermächtigung kann das ausgezahlte Geld nicht bei der Bank zurückgefordert werden. Da Sie als Erbe aber wahrscheinlich nicht überblicken können, ob die Abbuchungen ihre Richtigkeit haben, ist es sinnvoll, Abbuchungsaufträge umgehend zu löschen. Sollte das Versandhaus noch berechtigte Forderungen haben, wird es sich schriftlich an Sie wenden.

Im Gegensatz dazu liegen der Bank keine Unterlagen darüber vor, wer vom Verstorbenen eine **Einzugsermächtigung** besitzt. Wird vom Konto nun plötzlich Geld abgebucht, so hat der oder die Verstorbene zu Lebzeiten wahrscheinlich eine Einzugsermächtigung erteilt. Ist diese Einziehung jedoch ohne Grund oder mit einem falschen Betrag erfolgt, können Sie innerhalb von sechs Wochen bei Ihrer Bank Einspruch erheben, und die Einziehung wird rückgängig gemacht. Da Sie vermutlich im Moment noch nicht überblicken können, welche Einziehungen gerechtfertigt sind, können Sie vorsorglich Einspruch erheben und dann die entsprechende Institution anschreiben.

Zudem sollten Sie prüfen, welche **Daueraufträge** vorliegen und ob einige davon gelöscht werden sollten (z.B. für Miete oder Strom).

### Umschreibung von Konten

Da Sie nun einen Nachweis (siehe auch »Testament, Erbschein«, Seite 86 f., 91 f.) Ihrer Erbberechtigung besitzen, können Sie die Konten auf Ihren Namen umschreiben lassen.

Es mag sein, dass Sie vor dem Schritt der Kontoumschreibung zurückschrecken. Vielleicht wirkt die Löschung des Namens auf Sie wie die Auslöschung Ihres geliebten Menschen. Es ist nicht nötig, sofort alle Konten des Verstorbenen auf Ihren Namen umschreiben zu lassen. Wichtig ist, dass ein Konto auf Ihren Namen existiert, wohin beispielsweise Renten überwiesen werden können. Das Girokonto des Verstorbenen sollte noch einige Zeit eingerichtet sein, weil dort eventuell noch Zahlungen eingehen und Sie sich so einen besseren Überblick über die Kontobewegungen verschaffen können.

**Die Bank sendet den Erben die Vermögensaufstellung zu, die dem Finanzamt vorgelegt werden soll. Somit haben Sie einen vollständigen Überblick über das Vermögen und wissen, was Sie versteuern müssen. Die Aufstellung sollten Sie gründlich überprüfen und gegebenenfalls innerhalb von 14 Tagen bei der Bank Widerspruch einlegen.**

# 3 Der Nachlass

Um überhaupt entscheiden zu können, ob Sie eine Erbschaft annehmen oder ausschlagen wollen, müssen Sie sich zunächst einen Überblick über die tatsächlichen Vermögensverhältnisse des Verstorbenen verschaffen.

Zunächst sollten Guthaben, Wertpapiere, der Wert von Grundstücken und Häusern (nach dem Verkehrswert bemessen) auf der einen Seite sowie alle Kontoüberziehungen, Privatschulden, Hypotheken, Kredite und Guthaben etc. auf der anderen Seite aufgelistet werden. Vergessen Sie dabei nicht noch zu bezahlende Rechnungen, Mietkosten oder Steuerschulden des Verstorbenen (siehe auch Literaturempfehlungen »Vererben & Erben« der Stiftung Warentest).

**Bei mittlerem und großem Vermögen ist die Hinzuziehung eines Anwalts, Notars oder Steuerberaters in jedem Fall ratsam.**

## 3.1 Nachlassverbindlichkeiten

Nachdem Sie sich einen Überblick über das Guthaben und die Schulden des Erbes verschafft haben, fehlen jetzt noch die so genannten Nachlassverbindlichkeiten oder Erbfallschulden.

Unter Nachlassverbindlichkeiten versteht man die Verpflichtungen, die ein Erbe gegenüber Dritten hat. Das heißt, wenn Sie sich entscheiden, die Erbschaft anzunehmen, dann müssten Sie von Ihrem Erbe folgende Kosten tragen:

- Die Kosten für die Todesbescheinigung — Seite 23
- Die Kosten der Bestattung — Seite 47
- Steuerschulden — Seite 161
- Die Auszahlung von Pflichtteilen — Seite 89
- Das gesetzliche Voraus — Seite 82
- Die Auflagen/Vermächtnisse aus Testamenten oder Erbverträgen — Seite 84
- Die Kosten für den Nachlassverwalter oder Testamentsvollstrecker
- Der Dreißigste (siehe nächste Seite)

Der so genannte **Dreißigste** (§ 1969 BGB) ist ein Anspruch gegenüber den Erben auf die Zahlung des Unterhaltes während der ersten 30 Tage nach dem Tod (siehe auch Seite 125 f.). Das Recht auf den Dreißigsten haben Personen, die mit dem oder der Verstorbenen in einem Haushalt lebten. Nach neuester Rechtsprechung gehören dazu auch Lebenspartner (OLG Düsseldorf, NJW 83, 1566).

Für diese Zeit dürfen Sie in der Wohnung bleiben, alle Haushaltsgegenstände weiter benutzen, und Sie haben einen Anspruch gegenüber den Erben auf die Fortzahlung des Unterhalts, den Sie bisher vom Verstorbenen erhielten.

## 3.2 Aufgebotsverfahren

Ist der Nachlass unübersichtlich und es melden sich vermehrt Gläubiger, so können Sie über ein gerichtliches Aufgebotsverfahren Klarheit über die Gläubiger und deren Forderungen erhalten. Das Aufgebotsverfahren hat mehrere Vorteile: Zum einen lässt sich auf diese Weise in gewissem Umfang Ihr eigenes Vermögen schützen, zum anderen müssen die Gläubiger mit ihren Forderungen bis zum Abschluss des Verfahrens warten.

Der Antrag für das Aufgebotsverfahren muss schriftlich beim zuständigen Nachlassgericht (d.h. am letzten Hauptwohnsitz des Verstorbenen) gestellt werden. Dem Antrag ist eine Liste der bekannten Gläubiger mit Anschrift hinzuzufügen. Das Nachlassgericht schreibt alle Gläubiger an und fordert gleichzeitig öffentlich zur Anmeldung von Ansprüchen auf (§ 1970 BGB). Es mag Ihnen vielleicht peinlich sein, dass nun öffentlich nach Gläubigern gesucht wird, denen der Verstorbene noch Geld schuldete. Nehmen Sie das Erbe jedoch ohne Aufgebotsverfahren an, so können sich fünf Jahre lang

Gläubiger melden (§ 1974 BGB) und Ihre Forderungen an Sie stellen.

Nach Ablauf der Anmeldefrist (höchsten sechs Monate) erlässt das Gericht dann ein »Ausschlussurteil«. Die Folge ist, dass die Forderungen von Gläubigern, die sich bis zu diesem Zeitpunkt nicht meldeten, zuletzt befriedigt werden. Ohne Aufgebotsverfahren können diese Gläubiger ihre Forderungen bei Ihnen einklagen, mit einem Aufgebotsverfahren müssen sie sich jedoch mit dem verbleibenden Erbe begnügen oder sie gehen – wenn das Erbe erschöpft ist – sogar leer aus. Die Kosten des Aufgebotsverfahren richten sich nach dem Wert des Nachlasses. Nach dem Gerichtskostengesetz (GKG, Anlage 1, Nr. 1620) kostet ein Aufgebotsverfahren bei einem Nachlasswert von 10.000 DM zum Beispiel 117,50 DM und 977,50 DM bei einem Wert von 250.000 DM.

## 3.3 Nachlassverwaltung/ Nachlasssicherung

Ist der Nachlass unübersichtlich oder Sie fühlen sich mit der Abwicklung überfordert, dann können Sie zu Ihrer Entlastung eine **Nachlassverwaltung** beim Nachlassgericht beantragen. Die Abwicklung ist kostenpflichtig, bedarf aber keiner Begründung. Die Kosten der Nachlassverwaltung sind mit den Kosten des Erbscheins identisch (siehe Seite 91). Reicht der Nachlass jedoch nicht einmal zur Kostendeckung des Nachlassverwalters, dann lehnt das Gericht Ihren Antrag ab. Ansonsten ist ab diesem Zeitpunkt der Nachlassverwalter für die Befriedigung von Gläubigern, für die Erfüllung von Nachlassverbindlichkeiten und für die Veräußerung von Gegenstanden verantwortlich. Für Sie bedeutet die Nachlassverwaltung, dass Sie kein Mitspracherecht mehr haben, aber dafür wird Ihnen auch die Verantwortung abgenommen. Zudem hat die

Nachlassverwaltung den Vorteil, dass Sie nicht mit Ihrem eigenen Vermögen für die Nachlassverbindlichkeiten haften (§ 1975 BGB).

Wenn ein Mensch gestorben ist und niemand ergreift Maßnahmen, die den Nachlass absichern, dann ist das Nachlassgericht für die **Nachlasssicherung** zuständig. Dieses kann zum Beispiel der Fall sein, wenn jemand allein lebte und keine Angehörigen da sind, wenn die Angehörigen noch nicht ausfindig gemacht werden konnten oder auch wenn sich der vorläufige Erbe noch nicht entschieden hat, die Erbschaft anzunehmen. Das Nachlassgericht erfährt natürlich nicht automatisch vom Todesfall eines allein stehenden Menschen, deshalb können Sie auch als Nachbar, Vermieter etc. das Nachlassgericht Ihrer Stadt anrufen und um Nachlasssicherung bitten. Der bestellte Nachlasspfleger handelt dann im Interesse der Erben und kann zum Beispiel die Wohnung versiegeln oder Geld und Wertpapiere hinterlegen (§ 1960 BGB).

## 3.4 Annahme oder Ausschlagung der Erbschaft?

Nachdem Sie sich nun einen Überblick über den gesamten Nachlass verschafft haben, können Sie die Frage nach Annahme oder Ausschlagung der Erbschaft gründlich prüfen. Selbst wenn der Verstorbene Sie beispielsweise im Testament bedachte, so handelte er oder sie sicherlich in der guten Absicht, Ihnen Guthaben zu hinterlassen. In der Zwischenzeit könnten sich jedoch Schulden angehäuft haben oder der Verstorbene ließ zum Beispiel Pflichtteilsansprüche außer Acht, aber mit Sicherheit wollte er nicht, dass Sie sich durch die Annahme einer verschuldeten Erbschaft in finanzielle Schwierigkeiten bringen.

**Für die Entscheidung Annahme oder Ausschlagung des Erbes haben Sie sechs Wochen Zeit. Lebte der Verstorbene im Ausland, verlängert sich diese Frist auf sechs Monate.**

Eine ausdrückliche Annahme des Erbes ist nicht erforderlich. Rein rechtlich gelten Sie auf jeden Fall als vorläufiger Erbe. Haben Sie sich noch nicht entschieden, ob Sie die Erbschaft eventuell ausschlagen möchten, sollten Sie bei allen Handlungen, die sie als vorläufiger Erbe ausführen, ausdrücklich darauf hinweisen, dass dieses nicht als Annahme der Erbschaft zu werten ist.

**Eine telefonische oder schriftliche Ausschlagung ist wirkungslos.**

Die Frist beginnt ab dem Zeitpunkt, an dem Sie Kenntnis vom Tod erlangten, oder – wenn ein Testament vorliegt – ab Testamentseröffnung. Die Ausschlagung muss persönlich beim Amtsgericht oder bei einem Notar erfolgen. In beiden Fällen muss das Nachlassgericht vor Ablauf der Sechs-Wochen-Frist informiert sein. Als Teil einer Erbengemeinschaft können Sie diese Entscheidung nicht allein treffen. Vor allem, wenn Ihre minderjährigen Kinder Miterben sind, benötigen Sie zunächst die Zustimmung des Vormundschaftsgerichts (Näheres siehe Seite 148 f.).

# 4 Die Hinterbliebenenversorgung

Sind Sie als Hinterbliebener vermögend oder verfügen Sie über ein eigenes Einkommen, so wird Ihre finanzielle Existenz nicht gefährdet sein. Für viele Menschen geht jedoch ein Todesfall in der Familie einher mit großer finanzieller Unsicherheit. Vielleicht haben Sie Angst davor, die nächste Miete nicht bezahlen oder das Haus nicht weiter finanzieren zu können. Vielleicht fragen Sie sich, wie die Kinder ernährt werden und wovon Sie zukünftig leben sollen. Existentielle Sorgen können sehr belastend sein und Ihnen den Schlaf rauben. Gerade in einer Zeit, die durch die Trauer und den Verlust gravierend verändert und belastend für Sie sein kann, setzt Sie vermutlich die Frage nach der Zukunft zusätzlich unter Druck. Deshalb ist es nötig, dass Sie möglichst schnell eine finanzielle Perspektive bekommen.

Die im folgenden Kapitel aufgezeigten finanziellen Möglichkeiten erfordern grundsätzlich eine Beantragung, die auch mit einem Verwaltungsaufwand verbunden ist. Wenn Sie sich im Moment mit diesem Thema überfordert fühlen, können Sie auch einen Auftrag an Ihren Bestatter weitergeben, zum Beispiel Ihre Renten zu beantragen. Dazu müssen Sie eine Vollmacht und/oder eine Abtretungserklärung unterschreiben. Eine andere Möglichkeit besteht darin, Freunde oder Angehörige zu bitten, die notwendigen Informationen für Sie einzuholen und zu veranlassen, dass Ihnen die entsprechenden Anträge zugesandt werden.

Grundsätzlich dienen die so genannten »Hinterbliebenenrenten« (Renten wegen Todes) dazu, die wirtschaftliche Existenz der nächsten Angehörigen zu sichern.

**Einen Rentenanspruch haben ausschließlich Witwen/Witwer, Halb- und Vollwaisen und eventuell der/die geschiedene EhepartnerIn.**

Die Art der Rente, die Berechnungsgrundlage und die Voraussetzungen zum Rentenbezug hängen davon ab, wo der Verstorbene versichert war. Aufgrund der vielen verschiedenen Möglichkeiten sind auch die gesetzlichen Bestimmungen kompliziert und unübersichtlich, so dass hier nur auf die Grundzüge der Renten eingegangen werden kann.

Zunächst einmal ist es wichtig, Folgendes herauszufinden:

- Wo war der Verstorbene rentenversichert?
- Sind die Voraussetzungen zum Rentenbezug erfüllt?
- Existieren Ansprüche aus einer Zusatzversorgung oder einer betrieblichen Altersversorgung?

Wenn der Verstorbene bereits im Rentenbezug stand oder Rente beantragte, müssen Sie diese Fragen nicht mehr beantworten, sondern können gleich eine Vorschusszahlung beantragen (Näheres siehe Seite 113 ff.). Ansonsten sollten Sie nach Unterlagen des Verstorbenen über Rentenversicherungen, Zusatzversorgungen oder betriebliche Altersrente suchen.

## 4.1 Renten der sozialen Rentenversicherung

In Deutschland besteht für alle Personen, die gegen Arbeitsentgelt oder in der Berufsausbildung beschäftigt sind, eine Versicherungspflicht in einem Zweig der gesetzlichen Rentenversicherung. Nicht versicherungspflichtig sind Beamte (siehe Seite 115 f.), geringfügig Beschäftigte, Schüler und Rentner (soweit sie keine Teilrente beziehen) und bestimmte Gruppen von Selbständigen (siehe Seite 117 f.).

Selbst wenn der Verstorbene aufgrund von Selbständigkeit nicht in der gesetzlichen Rentenversicherung pflichtversichert war, so ist es trotzdem möglich, dass er oder sie freiwillige Beiträge geleistet hat und Sie demzufolge als Hinterbliebene/r einen Rentenanspruch aus der gesetzlichen Rentenversicherung haben.

Ist aus den Unterlagen nicht genau ersichtlich, bei welchem Versicherungsträger Beiträge geleistet wurden, so können Sie sich sowohl an die Bundesversicherungsanstalt für Angestellte als auch an die örtlichen Landesversicherungsanstalten wenden und eine Kontenklärung beantragen.

Der Rentenantrag ist an folgende Rententräger zu stellen (Adressen siehe Seite 207 f.):

- Bundesversicherungsanstalt für Angestellte (BfA), wenn Beiträge zur Angestelltenversicherung geleistet wurden, oder
- Örtliche Landesversicherungsanstalten (LVA), wenn Beiträge zur Arbeiterrentenversicherung geleistet wurden
- Bundesknappschaft (für Bergleute)
- Bahnversicherungsanstalt (für Mitarbeiter der Bahn)
- Seekasse (für Seeleute)
- Künstlersozialkasse (für Künstler)

**Die einzelnen Rententräger und die Bundesregierung senden Ihnen kostenlos Infomaterial zu. Hier werden die einzelnen Renten umfassend und leicht verständlich erklärt.**

## Voraussetzungen

Anspruch auf eine gesetzliche Rente haben ausschließlich:

- Ehepartner
- Kinder (auch Stief-, Pflege-, adoptierte sowie nichteheliche Kinder)
- eventuell der/die geschiedene Ehepartner/In

**Keinen Rentenanspruch haben die Partner einer Lebensgemeinschaft, die Eltern eines erwachsenen Kindes oder erwachsene Kinder verstorbener Eltern, es sei denn sie befinden sich noch in der Ausbildung (siehe Seite 112 f.).**

Damit Sie eine Hinterbliebenenrente beziehen können, muss der oder die Verstorbene die Voraussetzung einer so genannten Wartezeit von fünf Jahren oder 60 Monaten erfüllt haben. Die Wartezeit besteht aus:

- Beitragszeiten des/der Verstorbenen (Pflicht- und freiwillige Beiträge)
- Kindererziehungszeiten des/der Verstorbenen
- Zeiten des Versorgungsausgleichs (aus einer früheren Scheidung des/der Verstorbenen)
- Ersatzzeiten (z.B. Wehrdienst des Verstorbenen)

Grundsätzlich müssen Sie einen schriftlichen Antrag stellen und die Beitrags- oder Wartezeiten nachweisen. Stand der Verstorbene zu Lebzeiten bereits im Rentenbezug, ist das komplizierte Nachweisverfahren nicht mehr nötig. Bei der Beantragung der Rente wurden nämlich die Wartezeiten bereits nachgewiesen.

Die Beschaffung der Unterlagen, die Ihre Rentenberechti gung lückenlos beweisen, ist oftmals besonders schwierig und aufwendig. Vor allem, da nur die wenigsten Menschen die notwendigen Unterlagen an einem Ort aufbewahrt haben.

Sie können sich mit der Antragstellung Zeit lassen, da die Rente *bis zu einem Jahr rückwirkend* gezahlt wird. Sind Sie jedoch nicht selbst durch eine Beschäftigung krankenversichert, werden Sie vermutlich umgehend von der Krankenkasse angeschrieben und darauf hingewiesen, dass zurzeit kein Versicherungsschutz besteht. Deshalb sollten Sie als Witwe oder Witwer ohne versicherungspflichtiges Beschäftigungsverhältnis umgehend den Rentenantrag stellen. Sie können zunächst auch einen unvollständigen Antrag absenden und die nötigen Unterlagen nachreichen.

Bei allen Renten wegen Todes benötigen Sie Nachweise über:

- Ihr Alter (Geburtsurkunde)
- Bezahlte Beiträge (Versicherungskarten)
- Kindererziehungszeiten (Geburtsurkunde der Kinder)
- Ersatzzeiten (Wehrpass, Soldbuch, Vertriebenenausweis, Bescheinigungen von Krankenkassen, Ärzten, Hebammen, Arbeitsamt)

In kleineren Gemeinden gibt es oftmals einen so genannten Versicherungsältesten, der Ihnen bei der Rentenantragstellung kostenlos behilflich ist. Adressen erhalten Sie über die Versicherungsämter, Gewerkschaften, Krankenkassen und Berufsverbände.

*Kostenlose Auskünfte zum Thema Renten erhalten Sie über:*

- **Das Bürgertelefon vom Bundesministerium für Arbeit und Sozialordnung, Tel: 0800/1 51 51 50**
- **Das Versicherungsamt Ihrer Stadt**
- **Den zuständigen Rentenversicherungsträger (Adressen siehe Seite 207 f.)**
- **Die Krankenkassen**

## Renten für Ehepartner und Kinder

Sind die Voraussetzungen zum Rentenbezug gegeben (siehe Seite 107 f.), erhalten Sie eine **Witwen-/Witwerrente.** Entscheidend ist, dass Sie in »gültiger« Ehe lebten. Damit ist gemeint, dass die Ehe weder für nichtig erklärt wird noch eine Scheidung vorliegen darf. Eine Ausnahme bildet dabei eine Scheidung vor dem 1.7.1977. Dann haben Sie unter Umständen Anspruch auf eine Witwen-/Witwerrente für Geschiedene und/oder auf eine Erziehungsrente und/oder auf eine Rente nach dem vorletzten Ehegatten. Näheres dazu erfahren Sie bei Ihrem Versicherungsträger.

Lebten Sie jedoch von Ihrem Ehepartner getrennt oder war die Scheidung bereits beantragt, hat dieser Umstand keinen Einfluss auf Ihren Rentenbezug.

Die Rentenhöhe hängt davon ab, wie lange der oder die Verstorbene Beiträge gezahlt hat und wie hoch der Verdienst war.

**Wenn Sie Ihre Rentenhöhe selbst berechnen möchten, können Sie beim Bundesministerium für Arbeit und Sozialordnung (siehe ⇕ Seite 111) eine CD-ROM bestellen. Das Rentenrechenprogramm ist aber auch im Internet zu finden, unter: http://www.bma.de**

Für Kinder ist der Verlust eines Elternteils oder sogar beider Eltern häufig eine besonders schwere Belastung (siehe auch Seite 190 f.). Auch der überlebende Elternteil hat nun eine Mehrfachbelastung auszuhalten: die eigene Trauer, die Trauer der Kinder und die finanziellen Belastungen, die den bisherigen Lebensstandard vielleicht nicht mehr ermöglichen. Deshalb ist es wichtig zu wissen, dass auch minderjährige Kinder einen Rentenanspruch haben können. Minderjährige Kinder erhalten (unter Umständen auch bis zum 27. Lebensjahr) beim

Tod eines Elternteils **Halbwaisen-** und beim Tod beider Elternteile **Waisenrente, wenn die Voraussetzungen zum Rentenbezug erfüllt sind.**

Hierzu ist ein gesonderter Antrag beim Versicherungsträger nötig. Die Halbwaisenrente wird unabhängig vom Einkommen des lebenden Elternteils gezahlt.

Über das 18. Lebensjahr hinaus besteht ein Anspruch auf Halbwaisen- oder Waisenrente bei Schul- oder Berufsausbildung, Behinderung oder bei Ableistung eines freiwilligen sozialen Jahres. Diese wird längstens bis zur Vollendung des 27. Lebensjahres gezahlt. Ab dem 18. Lebensjahr wird das eigene Einkommen des jungen Erwachsenen angerechnet.

Als Witwe/r oder Waise eines Menschen, der im Angestelltenverhältnis des öffentlichen Dienstes tätig war, erhalten Sie neben der gesetzlichen Rentenversicherung der BfA auch eine **Zusatzrente** und ein **Sterbegeld** (siehe auch Seite 137 ff.). Die Bezüge aus der Zusatzversorgung werden *nicht* als Einkommen auf Ihre gesetzliche Rente angerechnet. Näheres dazu erfahren Sie bei der BfA oder beim Arbeitgeber des/der Verstorbenen.

## »Sterbevierteljahr« und Vorschusszahlung

Auch dem Gesetzgeber ist klar, dass ein Todesfall in der Familie häufig mit finanziellen Sorgen einhergeht. Deshalb ist für das »Sterbevierteljahr« ein erhöhter Rentenbezug vorgesehen.

Liegen die Voraussetzungen zum Rentenbezug vor (siehe auch Seite 110), erhalten Sie als Witwe oder Witwer in den ersten drei Monaten jene Rente, die der Ehepartner auch erhalten hätte oder hat. Ihr eigenes Einkommen bleibt für das »Sterbevierteljahr« unberücksichtigt. Wenn der Verstorbene bisher keine Rente bezog, haben Sie ab dem Tag des Todes Anspruch auf Rentenzahlung. War er jedoch bereits Rentenempfänger einer gesetzlichen Rentenversicherung, erhalten Sie bis zum Ablauf des Todesmonats die volle Altersrente des Verstorbenen, und ab dem Folgemonat beginnt Ihre eigene Rentenzahlung. Die Einwohnermeldeämter der Städte melden dem Postrentendienst jeden Todesfall, so dass die Rente des Verstorbenen automatisch zum Monatsende eingestellt wird.

*Beispiel:*

Herr Schmitz verstarb am 13.7.1998 und bezog bis zu seinem Tod Rente. Seine Ehefrau Renate erhält nun bis zum 31.7.1998 eine Rente in der Höhe, die auch Ihr Mann als Altersruhegeld bezog. Ab 1.8.1998 beginnt ihr eigener Rentenanspruch. Im Sterbequartal erhält sie vom 1.8.1998 bis 31.10.1998 eine erhöhte Rente.

**Sollten Sie aufgrund Ihres eigenen Einkommens keinen Rentenanspruch haben, müssen Sie die Bezüge des Sterbequartals nicht zurückzahlen.**

Bezog Ihr Ehepartner bereits eine Altersrente, haben Sie die Möglichkeit, einen Antrag auf **Vorschusszahlung** zu stellen. Der Vorschuss auf die Zahlung des Sterbevierteljahres wird ab dem Folgemonat des Todesfalls gezahlt. Die Antragsformulare bekommen Sie kostenlos in jedem Postamt. Dem Antrag muss eine Sterbeurkunde beigefügt werden.

**Der Antrag auf Vorschusszahlung ersetzt nicht den Rentenantrag beim Rentenversicherungsträger.**

Sie erhalten dann den dreifachen Rentenbetrag, den der/die Verstorbene erhielt, auf einmal ausgezahlt. Dabei bleibt Ihr Einkommen unberücksichtigt.

**Der Antrag auf Vorschusszahlung muss innerhalb eines Monats nach dem Tode des Versicherten beim Postrentendienstzentrum vorliegen. Die Adresse des für Sie zuständigen Postrentendienstzentrums ist im Antrag aufgeführt.**

## 4.2 Die Beamtenversorgung

Die **Erben** eines verstorbenen Beamten, der noch berufstätig war oder sich schon im Ruhestand befand, erhalten für den Sterbemonat die bisherigen Bezüge des Verstorbenen.

Als Witwe oder Witwer haben Sie Anspruch auf ein **Witwengeld.** Dieses beträgt 60 % des Ruhegeldes, welches der Verstorbene erhalten hätte, wenn er zum Todeszeitpunkt in den Ruhestand getreten wäre. Diese Bezüge erhalten Sie aber nur, wenn Sie bedürftig sind, das heißt Ihr eigenes Einkommen wird grundsätzlich angerechnet.

Im Gegensatz zur gesetzlichen Rente wird bei der Beamtenversorgung die Dauer der Ehe berücksichtigt und der Altersunterschied zwischen den Ehepartnern. Sind Sie mehr als zwanzig Jahre jünger als Ihr verstorbener Ehepartner und haben Sie keine gemeinsamen Kinder, wird Ihr Witwengeld gekürzt. Waren Sie jedoch mehr als fünf Jahre verheiratet, dann wird das gekürzte Witwengeld wieder angehoben.

Keinen Anspruch auf Witwen- oder Witwergeld haben Sie, wenn

- Sie zum Zeitpunkt des Todes noch keine drei Monate verheiratet waren, »... es sei denn, daß nach den besonderen Umständen des Falles die Annahme nicht gerechtfertigt ist, daß der alleinige Zweck der Heirat war, der Witwe eine Versorgung zu verschaffen« (§ 19 Abs.1, S.2, Nr.1 Beamten-Versorgungsgesetz);

- Sie erst heirateten, als sich der Ehepartner bereits im Ruhestand befand und schon älter als 65 Jahre war.

Sind Sie von Ihrem verstorbenen Ehepartner bereits geschieden, haben Sie unter Umständen Anspruch auf einen »Unterhaltsbeitrag«. Näheres erfahren Sie beim Deutschen Beamtenbund (Adresse siehe Anhang, Seite 207).

Die Kinder eines verstorbenen Beamten erhalten auf Antrag ein **Waisengeld**. Befinden sich die Kinder in der Ausbildung, beim Wehr- oder Zivildienst, kann sich der Bezugszeitraum bis zum 27. Geburtstag verlängern.

**Hinterbliebene (Ehepartner, Abkömmlinge oder in besonderen Fällen auch andere Verwandte) von Beamten haben Anspruch auf ein Sterbegeld. Das Sterbegeld beträgt das Doppelte des letzten Bezuges.**

## 4.3 Renten der betrieblichen Altersversorgung

Es kann sein, dass der/die Verstorbene Rentenansprüche aus einer betrieblichen Alters- oder Zusatzversorgung erworben hat. In manchen Fällen (z.B. wenn der Verstorbene mehr als zehn Jahre in einem Unternehmen tätig war) erlöschen diese Ansprüche nicht, selbst wenn der Arbeitsplatz gewechselt wurde. Deshalb ist es auch notwendig, die Unterlagen aus alten Arbeitsverhältnissen zu prüfen. Fragen Sie bei allen langjährigen Arbeitgebern des Verstorbenen und dem Betriebsrat des Unternehmens nach, ob Ansprüche aus einer betrieblichen Versorgungszusage bestehen.

**Die Anrechte auf eine Firmenrente bleiben unter Umständen auch bei einem Konkurs des Unternehmens bestehen. Dann zahlt der Pensions-Sicherungs-Verein (unter bestimmten Voraussetzungen) die zugesicherte Betriebsrente aus – fragen Sie dort nach (Adresse siehe Seite 208).**

Auch wenn Sie schon eine Hinterbliebenenrente der gesetzlichen Rentenversicherung beziehen, werden Bezüge aus einer betrieblichen Altersversorgung nicht als Einkommen angerechnet.

## 4.4 Private Rentenversicherungen

Ärzte, Rechtsanwälte, Steuerberater etc. unterliegen teilweise einer Versicherungspflicht bei einem **Versorgungswerk.** Sie sollten sich deshalb mit der Berufskammer des Verstorbenen in Verbindung setzen und abklären, ob für Sie als Hinterbliebener Ansprüche auf Leistungen aus einem Versorgungswerk (z.B. auch auf Sterbegeld) bestehen. Die Adressen der zuständigen Kammer finden Sie im Telefonbuch jeder größeren Stadt.

Darüber hinaus existieren so viele unterschiedliche Formen der **privaten Rentenabsicherung**, dass darauf an dieser Stelle nicht ausführlich eingegangen werden kann. Grundsätzlich ist die private Rentenversicherung als eine Form der Lebensversicherung einzuordnen. Insofern bietet die private Rentenversicherung den enormen Vorteil, dass ein Bezugsberechtigter angegeben ist. Wenn Ihr Partner oder Ihre Partnerin eine private Rentenversicherung abgeschlossen hat, kann es sein, dass Sie anspruchsberechtigt sind, obwohl Sie beispielsweise in einer Lebensgemeinschaft lebten (Näheres siehe unter »Versicherungen«, Seite 61 f.). Bei der Bezugsberechtigung einer privaten Rentenversicherung gibt es zwei wichtige Kriterien, von denen abhängt, ob Sie einen Beitrag und/oder welchen Sie erhalten:

1. Erhielt der Verstorbene bereits Leistungen der privaten Rentenversicherung?

2. Wurde eine »Garantiezeit« (auch »Mindestlaufzeit« genannt) vereinbart?

Die »Garantiezeit ist eine Vertragsbedingung, die inzwischen in den meisten neueren Rentenversicherungsverträgen abgeschlossen wird. Die »Garantiezeit« sichert dem Versicherten eine Rentenzahlung für einen festgelegten Zeitraum.

*Beispiel:*

Herr Bäumer schloss eine private Rentenversicherung ab. Im Vertrag ist eine Rentenzahlung ab dem 65. Lebensjahr mit einer 10-jährigen Garantiezeit vereinbart, als Bezugsberechtigter ist sein Sohn angegeben. Als Herr Bäumer im Alter von 69 Jahren verstirbt, wird seinem Sohn als Bezugsberechtigten die Rente bis zum Ablauf der Garantiezeit (je nach Sterbedatum des Vaters noch weitere fünf bis sechs Jahre) ausgezahlt. Sollte auch der Sohn in der Zwischenzeit versterben, so verfallen die Ansprüche aus der Garantiezeit.

Bezog der oder die Verstorbene bisher noch keine Rentenleistung, verfällt die Garantiezeit. Jedoch steht dem Bezugsberechtigten das eingezahlte verzinste Kapital zu (abzüglich gewisser Gebühren).

Die private Rentenversicherung kann in sehr unterschiedlichen Versionen abgeschlossen sein, deshalb ist es wichtig, in den Vertragsunterlagen die genauen Bedingungen nachzulesen. Sollten Sie keine Unterlagen finden, können Sie sich an den Gesamtverband der Deutschen Versicherungswirtschaft wenden (siehe Seite 62).

## 4.5 Renten bei einem Unfall

Kam der Ihnen nahe stehende Mensch durch einen **Arbeits-/Wegeunfall** oder durch eine Berufskrankheit ums Leben, können die Angehörigen (auch Eltern, Großeltern, Stief- und Pflegeeltern) von der gesetzlichen Unfallrentenversicherung eine Rente beanspruchen.

Selbst bei einem tödlichen Unfall von Selbständigen, Schülern, Studenten oder Kindern im Kindergarten erhalten Sie unter Umständen Leistungen aus der gesetzlichen Unfallversicherung. Diese bestehen aus einer Rente, Sterbegeld und den Überführungskosten des Toten.

Zu beantragen sind die Leistungen aus der gesetzlichen Unfallversicherung bei der zuständigen Berufsgenossenschaft. Die Adressen erhalten Sie über den Arbeitgeber des Verstorbenen oder – bei Selbständigen – über die zuständige Kammer. Das Formular für die Unfallanzeige erhalten Sie auch in jedem Schreibwarenladen.

Ist der Verstorbene unverschuldet durch einen Unfall ums Leben gekommen, können die nahen Angehörigen (§ 844 BGB), die unterhaltsberechtigt sind, vom Schädiger eine Rente und die Beerdigungskosten beanspruchen. Da der Verhandlungspartner der Gegenseite meist eine Versicherungsgesellschaft ist, sollten Sie unbedingt einen Rechtsanwalt oder eine Rechtsanwältin einschalten.

## 4.6 Rentenbezug bei Verschollenen

Für Menschen, die als vermisst gemeldet sind, existiert zunächst kein amtliches Schriftstück, welches den Tod dokumentiert. Demzufolge können zum Beispiel bei einem verschollenen Ehepartner auch keine Rentenansprüche geltend gemacht werden, solange dieser nicht für tot erklärt wurde. Der Antrag auf Todeserklärung ist jedoch erst nach zehn Jahren (in Sonderfällen nach fünf Jahren) zulässig.

Für die Hinterbliebenen kann dies fatale Folgen haben: Zum einen ist die dauerhafte Schwankung zwischen Hoffnung und Resignation schwer zu verkraften, zum anderen verbleibt die Familie in einer ungeklärten finanziellen Situation.

Wenn Sie sich in dieser Lage befinden, sollten Sie auf jeden Fall beim örtlichen Sozialamt einen Antrag auf Sozialhilfe stellen (siehe Seite 70 ff.). Zudem kann es sein, dass Sie Anspruch auf Wohngeld haben (siehe Seite 141 f.).

**Alle Rentenbezüge enden mit dem Monat, in dem die Witwe oder der Witwer erneut heiratet. Es besteht jedoch ein Anspruch auf Abfindung.**

# IV In den nächsten Wochen

Es sind nur einige wenige Wochen vergangen, seit Ihr geliebter Mensch gestorben ist, doch es erscheint Ihnen vermutlich so, als seien es Jahre. So viel ist geschehen, und bei all dem haben Sie sich zusätzlich noch durch zahlreiche Anträge und Formalitäten gewühlt. Vielleicht sind Sie auch ein bisschen stolz auf sich und auf das, was Sie alles geschafft haben. Vielleicht aber sind Sie vollkommen erschöpft und fühlen sich überfordert. Vielleicht haben Sie noch keine Zeit zum Trauern gehabt. Vielleicht erledigen Sie alle Dinge des Alltags unter Tränen, Fassungslosigkeit und Depression. Unabhängig davon, an welchem Punkt Sie sich gerade befinden – Sie gehen in Ihrem Tempo und auf Ihre ganz individuelle Art und Weise einen besonders schweren Weg. Auch wenn Sie jetzt noch einige Dinge zu erledigen haben, vergessen Sie nicht, für sich zu sorgen, sich Ruhepausen zu gönnen und – selbst wenn es Ihnen schwer fällt – sich etwas Gutes zu tun.

## Checkliste

# 1 Das Mietverhältnis

Lebte der Verstorbene allein in einer Mietwohnung, erlischt das Mietverhältnis nicht automatisch mit dem Tod. Vielmehr muss die kürzeste gesetzliche Kündigungsfrist auch im Todesfall eingehalten werden (§ 569 BGB). Zuständig für die Kündigung sind die Erben, das heißt Erben einer Erbengemeinschaft können nur gemeinsam kündigen. Auch der Vermieter hat beim Tod eines Mieters das Recht zur Kündigung, jedoch nur dann, wenn seinerseits berechtigtes Interesse vorliegt (z.B. Bayrisches Oberlandesgericht, ZMR 85,97).

**Die kostenlose Broschüre »Das Mietrecht« können Sie beim Presse und Informationsdienst der Bundesregierung bestellen (Adresse siehe Anhang, Seite 205).**

*Beispiel:*

Ihre Mutter verstarb am 14.12.1998 und lebte in einer Mietwohnung. Laut Gesetz ist die Kündigung spätestens am 3. Werktag eines Kalendermonats für den Ablauf des übernächsten Monats zulässig. Der 3. Werktag im Januar ist der 6.1.1999. Bis zu diesem Zeitpunkt muss dem Vermieter die Kündigung schriftlich vorliegen (berücksichtigen Sie unbedingt den Postweg!). Das Mietverhältnis Ihrer Mutter erlischt dann zum 31.3.1999. Die bisherige Miete muss bis zum Ablauf der Kündigungsfrist weiter gezahlt werden.

Die außerordentliche Kündigungsfrist im Todesfall sollten Sie unbedingt einhalten, weil ansonsten die üblichen gesetzlichen Fristen zum Tragen kommen (§ 565 BGB), und die können je nach Wohndauer bis zu einem Jahr betragen.

Wenn Sie mit dem oder der Verstorbenen in einem Haushalt lebten, so ist zunächst zu klären, in welchem Verhältnis Sie zueinander standen und wer den Mietvertrag unterzeichnete.

Lebten Sie mit Ihrem **Lebenspartner** in einem Haushalt, haben Sie nach der Rechtsprechung des Bundesgerichtshofes (NJW 1993,999) als PartnerIn einer eheähnlichen Lebensgemeinschaft die gleichen Rechte wie Ehegatten (siehe Beispiel).

**Dieses Urteil bezieht sich nur auf Lebensgemeinschaften, die zwischen Mann und Frau auf Dauer angelegt waren, das heißt nicht für PartnerInnen einer gleichgeschlechtlichen Lebensgemeinschaft.**

*Beispiel:*

Helga Käsner und Erhard Weinstock leben unverheiratet in einer Mietwohnung. Der Mietvertrag wurde nur von Frau Käsner unterschrieben. Als Frau Käsner stirbt, hat Herr Weinstock die Möglichkeit, den Mietvertrag seiner verstorbenen Partnerin zu übernehmen. Möchte er das nicht, muss er binnen einen Monats gegenüber dem Vermieter erklären, dass er nicht in den Mietvertrag eintreten will. Dann sind die Erben zuständig und müssen das Mietverhältnis kündigen.

Wenn Herr Weinstock den Mietvertrag mit unterzeichnet hat, setzt sich das Mietverhältnis automatisch fort, außer er kündigt fristgerecht.

Befinden Sie sich als LebenspartnerIn in einer Situation wie Herr Weinstock, kann das Problem darin bestehen, dass Sie die angemietete Wohnung vielleicht nicht bis zum Ablauf der Kündigungsfrist finanzieren können. Sie haben zwar gegenüber den Erben Ihres verstorbenen Partners das Anrecht auf den so genannten »Dreißigsten« (siehe unter »Nachlassverbindlichkleiten«, Seite 103), welcher auch die Mietzahlung für einen Monat umfasst, aber selbst dann steht bis zur Kündigung immer noch eine Mietzahlung aus. Für diese Zeit können Sie entweder Wohngeld beantragen (siehe Seite 141) oder mit dem Vermieter eine Nachmieterregelung aushandeln.

Die Regelung im aufgeführten Beispiel gilt auch für **Familienangehörige**, selbst wenn sie nicht Erbe sind.

**Beratung zu Mietrechtsfragen erhalten Sie bei öffentlichen Beratungsstellen und Verbraucherzentralen oder Sie treten gegen eine geringe Jahresgebühr einem Mietverein (in jeder größeren Stadt im Telefonbuch zu finden) bei.**

Anders sieht es bei **Wohngemeinschaftsbewohnern** aus: Sind Sie Vertragspartner, läuft das Mietverhältnis weiter. In der Rechtsprechung ist es umstritten, ob die Erben oder der Vermieter den Mietvertrag nach § 569 Abs.1 BGB kündigen können. Haben Sie den Mietvertrag nicht mit unterzeichnet, können Sie ohne weiteres ausziehen.

Beim **Tod Ihres Vermieters** ändert sich nichts an Ihrem Mietverhältnis, da dessen Erben in den bestehenden Vertrag eintreten.

**Überprüfen Sie den Mietvertrag des Verstorbenen dahin gehend, ob beim Auszug eine Renovierungsverpflichtung besteht!**

Bei **Heimbewohnern** endet das Heimvertragsverhältnis laut § 4 b, Abs. 8 HeimG mit dem Tod des Bewohners. In einigen Heimverträgen sind jedoch Klauseln enthalten, nach denen die Erben noch bis zum Ablauf des Todesmonats zahlen müssen. In der derzeitigen Rechtsprechung sind diese Geschäftsbedingungen sowohl abgelehnt als auch befürwortet worden.

Hatte Ihr verstorbener Mensch **Geschäftsräume** angemietet, so gilt auch hier das außerordentliche Kündigungsrecht (§ 569 BGB) im Todesfall.

# 2 Wohnungsauflösung

Als Hinterbliebene/r haben Sie es besonders schwer, wenn Sie neben der Trauer um den Ihnen nahe stehenden Menschen auch noch seine oder ihre Wohnung auflösen müssen. Vielleicht sind Sie in diesen Räumen aufgewachsen und Kindheitserinnerungen mit dem Gefühl des Heimatverlustes tauchen auf. Plötzlich müssen Sie entscheiden, ob Unterlagen, Papiere oder persönliche Briefe des verstorbenen Menschen aufbewahrt oder weggeworfen werden. Vertraute Möbel oder Kleidung werden vielleicht schmerzhafte Erinnerungen in Ihnen wachrufen. Die Wohnungsauflösung eines nahen und geliebten Menschen sollten Sie keinesfalls allein durchstehen. Entweder bitten Sie andere Angehörige um deren Mithilfe oder Sie lassen sich von anderen liebenswerten Menschen unterstützen. Selbst wenn Sie die Entscheidungen über den Nachlass ganz allein treffen müssen, so ist allein die Anwesenheit eines anderen Menschen meist äußerst hilfreich.

Zunächst sollten Sie überlegen, welche Gegenstände Sie aus der Wohnung des oder der Verstorbenen auf jeden Fall behalten möchten. Bei einer Erbengemeinschaft müssen Sie sich darüber mit den anderen Erben verständigen (siehe auch Seite 99). Danach können Sie überlegen, welche anderen dem Verstorbenen nahe stehenden Menschen auch noch Interesse an Kleidung, Möbeln, Fotos etc. haben könnten. Wenn es Ihnen schwer fällt, die Dinge Ihres geliebten Menschen abzugeben, können Sie sich vielleicht damit beruhigen, dass der Verstorbene sicherlich ein großes Interesse an einer sinnvollen Verwendung und Weitergabe seines Nachlasses hatte.

Nun sollten Sie zunächst die persönlichen Unterlagen des Ihnen nahe stehenden Menschen nach den Aspekten »aufbewahren oder wegwerfen« sortieren. Bei alten Geschäftsunterlagen sollten Sie sehr vorsichtig mit der Vernichtung sein, da manche Unterlagen bis zu zehn Jahren aufbewahrt werden müssen. Auch Unterlagen, die für die Besteuerung wichtig sind, sollten Sie mindestens fünf Jahre aufbewahren. Bevor Sie sich von persönlichen Dokumenten wie Briefen oder Fotos trennen, können Sie noch darüber nachdenken, ob sich vielleicht alte Bekannte oder Freunde des Verstorbenen darüber freuen würden.

Wenn es nun darum geht, den gesamten Haushalt aufzulösen, haben Sie verschiedene Möglichkeiten:

- Sie entscheiden, die Gegenstände bei sich aufzubewahren, bis Sie bereit sind, sich davon zu trennen.
- Sie lagern die Gegenstände bei einer Spedition ein (Adressen siehe Telefonbuch »Gelbe Seiten«).
- Sie beauftragen eine Umzugsfirma oder eine »Entrümpelungsfirma« mit der Räumung (Adressen siehe »Gelbe Seiten« im Telefonbuch).
- Sie inserieren in der örtlichen Presse und beraumen einen Wohnungsauflösungtermin an, um die Gegenstände zu verkaufen.
- Sie inserieren in der örtlichen Presse, um die Gegenstände zu verschenken. Bei vielen Zeitungen sind diese Anzeigen kostenlos.

- Sie wenden sich an die Wohlfahrtsverbände (Adressen siehe Seite 205 f.) und verschenken Hausrat und Kleidung an eine Spendenverwertung. Adressen können Sie auch über Beratungsstellen oder über das örtliche Sozialamt erfahren.
- Sie lassen sich von der Stadt oder Gemeinde einen Sperrmülltermin geben. Oftmals müssen Sie den ungefähren Umfang und die Anzahl der Gegenstände angeben.

Darüber hinaus sollten Sie keinesfalls versäumen, beim Energieversorgungsunternehmen **Strom und Gas abzumelden** und eine Abrechnung zu verlangen.

Der Vermieter des verstorbenen Menschen ist auf Verlangen verpflichtet, eine detaillierte **Nebenkostenabrechnung** für das laufende Jahr zu erstellen.

Auch sollten Sie nicht vergessen, das **Telefon** abzumelden und ggf. den Apparat (wenn es sich um Eigentum der Telefongesellschaft handelt) zurückzugeben.

Bedenken Sie auch, die **Gebühreneinzugszentrale** (Adresse siehe Seite 205) zu informieren und den Fernseher und das Radio des Verstorbenen abzumelden (siehe auch Seite 143).

# 3 Grundbuchänderung

Jedes bebaute oder unbebaute Grundstück geht beim Tod des Eigentümers automatisch auf die Erben über. Damit Sie sich jetzt auch als Eigentümer/in dieses Grundstücks ausweisen können, sollten Sie eine Grundbuchänderung beantragen. Zuständig ist das Grundbuchamt, in dessen Bezirk das Grundstück eingetragen ist. In den ersten zwei Jahren nach dem To-

desfall verursacht die Änderung zwar keine Kosten, aber Sie müssen Ihre Erbberechtigung nachweisen können. Sollte ein Erbschein (siehe Seite 91) oder ein notarielles Testament vorliegen (siehe Seite 85 f.), ist das kein Problem. Dann können Sie dem Grundbuchamt das Eröffnungsprotokoll des Nachlassgerichts oder den Erbschein vorlegen.
Wenn Sie nichts von beidem besitzen, sollten Sie zunächst einen Erbschein beantragen. Sie sind zwar nicht verpflichtet, eine Grundbuchänderung vorzunehmen, wenn Sie jedoch irgendwann eine Hypothek aufnehmen oder das Grundstück verkaufen möchten, ist das ohne Grundbucheintragung nicht möglich.

Trotzdem können Sie sich damit noch bis zu zwei Jahren Zeit lassen: Gerade wenn der Name Ihres geliebten Menschen im Moment bei vielen Institutionen ausgelöscht wird, ist es für Sie vielleicht von besonderer Bedeutung, dass er oder sie noch für einige Zeit Eigentümer/in eines Grundstücks ist.

# 4 Mitgliedschaften, Verträge und Rechnungen

Als Erbe eines verstorbenen Menschen sind Sie nun für Mitgliedschaften, Abonnements oder Verträge, die der Verstorbene zu Lebzeiten abgeschlossen hat, verantwortlich. Auch wenn Sie damit die Rechte und Pflichten des Verstorbenen übernommen haben, so gilt dieses nicht für Angelegenheiten, die an die Person des Verstorbenen geknüpft sind, wie zum Beispiel die Mitgliedschaft in einem Verein (§ 38 BGB).

Mit dem Tod eines Menschen erlöschen:

- Die Mitgliedschaft in einem Verein, Buch- oder Automobilclub
- Die Mitgliedschaft in der Gewerkschaft (siehe Seite 139 f.)
- Verträge über Kreditkarten
- Verträge über Abonnements von Zeitungen und Zeitschriften

Auf das Erlöschen von Verträgen über **Abonnements** im Todesfall besteht **kein Rechtsanspruch**. Die Praxis der Verlage sieht jedoch so aus, dass nach einer schriftlichen Mitteilung die Lieferung unverzüglich eingestellt wird und selbst bereits gezahlte Kosten erstattet werden. Sollte ein Verlag dieser humanen Praxis nicht folgen, haben Sie kein Widerspruchsrecht und müssen die vertraglich vereinbarte Kündigungsfrist einhalten.

Eine **Vereinsmitgliedschaft** ist laut § 38 BGB nicht auf jemanden Drittes übertragbar. Sollten die Vereinssatzungen jedoch ausdrücklich vorsehen, dass eine Mitgliedschaft im Todesfall nicht endet, dann müssen Sie die Kündigungsfristen einhalten. Ansonsten erlischt die Beitragspflicht mit dem Tod. Dabei können Sie es jedoch nicht belassen. Sie sollten den Vertragspartner unter Hinzufügung einer Sterbeurkunde unverzüglich schriftlich benachrichtigen. Um sich sicher zu sein, dass die Kündigung auch den Empfänger erreicht, ist es ratsam, sie per Einschreiben mit Rückschein abzusenden. Wichtig ist auch, bei Lieferungen, wie zum Beispiel Büchersendungen, die Annahme zu verweigern, denn angenommene Bücher verpflichten zur Bezahlung.

Mit dem Tod eines Menschen erlöschen keine:

- Ausstehenden Zahlungen für Käufe
- Prozesskosten
- Leasingverträge
- Schadensersatzansprüche gegenüber dem Verstorbenen
- Reisen

Diese Pflichten gehen als Nachlassverbindlichkeiten (siehe Seite 102 f.) auf die Erben über, das heißt, Sie müssen bei Annahme des Erbes für die Kosten aufkommen (siehe auch Seite 105 f.).

Als Erbe haften Sie damit für alle **Kaufverträge**, die der Verstorbene abgeschlossen hat.

*Beispiel:*

Frau Hansen bestellte eine Einbauküche im Wert von 20.000,-- DM und leistete bei der Bestellung eine Anzahlung von 1.000,-- DM. Als sie stirbt, sind ihre Erben verpflichtet, den bestehenden Kaufvertrag zu übernehmen. Je nach Vertragsbedingungen kann es sein, dass ihnen die Möglichkeit eingeräumt wird, gegen eine Aufwandsentschädigung vom Vertrag zurückzutreten.

Gleiches gilt für **Reisen**, die der Verstorbene zu Lebzeiten buchte. Der Erbe kann den Reisevertrag übernehmen (§ 615 b BGB), muss jedoch eventuell die Kosten für die Umschreibung des Flugtickets zahlen. Als Erbe haben Sie aber auch das Recht, die Reise gegen Entgelt zu veräußern oder gegen Stornokosten von der Reise zurückzutreten. Je näher der Zeitpunkt des Reisebeginns rückt, desto höher fallen die Kosten für den Reiserücktritt aus. Deshalb sollten Sie möglichst rasch entscheiden, ob Sie die gebuchte Reise selbst antreten, sie veräußern oder vom Kündigungsrecht (§ 651 j BGB) Gebrauch machen.

Erhalten Sie eine **Rechnung**, die auf die Namen von zwei Personen ausgestellt ist, muss der oder die Hinterbliebene die Gesamtrechnung begleichen.

*Beispiel:*

Veronika Lauterbach und Helga Winzen leben zusammen und erhalten Telefonrechnungen, die auf beide Namen ausgestellt sind. Als Helga Winzen verstirbt, verlangt die Telefongesellschaft von Frau Lauterbach, dass sie die Gesamtrechnung begleicht. Veronika Lauterbach ist verpflichtet, zunächst den Gesamtbetrag zu zahlen, obwohl sie nicht erbberechtigt ist. Frau Lauterbach kann die Telefonkosten für Helga Winzen von deren Erben zurückverlangen. Sollte diese Rechnung ausschließlich auf Frau Winzen ausgestellt sein, kann sie von Veronika Lauterbach an die Erben von Helga Winzen weitergeleitet werden. Allerdings haben die Erben nun ihrerseits die Möglichkeit, den Anteil der Telefonkosten von Frau Lauterbach zu verlangen.

Aber auch die Erben von Helga Winzen müssen die Rechnung erst dann bezahlen, wenn deren Erbberechtigung geklärt ist. Solange nicht feststeht, ob Sie erbberechtigt sind, oder Sie sich noch nicht entschieden haben, ob Sie das Erbe antreten möchten (siehe auch Seite 105 f.), gelten Sie als vorläufiger Erbe. Während einer Frist von sechs Wochen müssen die Gläubiger (§ 1958 BGB) auf ihr Geld warten. Sie brauchen *keine Rechnungen* zu bezahlen, aber es wäre sinnvoll, die Gläubiger schriftlich oder telefonisch zu informieren (siehe auch »Aufgebotsverfahren«, Seite 103 f.).

# 5 Versicherungen

Jede Versicherung, die für eine bestimmte Person abgeschlossen wurde (wie Haftpflicht-, Kranken- oder Rechtsschutzversicherung), endet mit dem Tod des Versicherungsnehmers. Bei diesen so genannten »Personenversicherungen« können die Erben, die im Voraus gezahlte Versicherungsprämie anteilig zurückfordern.

Waren Sie als Partner/in zum Beispiel in einer **Haftpflichtversicherung** mitversichert, so läuft die Versicherung zwar für Sie weiter, aber Sie haben ein außerordentliches, einmonatiges Kündigungsrecht. Für Ihre eigene Haftpflichtversicherung können Sie dann neu überlegen, wo sie diese abschließen möchten oder ob Sie den Versicherungsschutz auf die neuen Gegebenheiten umstellen (für Einzelpersonen gibt es günstigere Tarife).

Verursachte der Verstorbene vor seinem Tod einen Haftpflichtschaden, so können Sie diesen der Versicherung melden.

Ist die Versicherung jedoch an eine Sache wie **Hausrat- oder Kfz-Versicherung gebunden**, so erlischt sie nicht automatisch. Erst wenn das Auto oder der Hausrat verkauft oder verschenkt wird, enden auch die damit verbundenen Versicherungen. Solange der Hausrat oder das Auto des Verstorbenen noch in Ihrem Besitz ist, gehen die Versicherungen automatisch auf Sie über.

Unabhängig davon, ob die Versicherung mit dem Todestag erlischt oder nicht – die Versicherungsgesellschaft muss in jedem Fall über den Todesfall informiert werden. Dieses geschieht schriftlich, unter Beilegung einer kopierten Sterbeurkunde und der Versicherungsnummer.

**Die Verbraucherzentralen bieten eine individuelle Versicherungsberatung und verschiedene Ratgeber zum Thema »Richtig versichert« an. Adressen finden Sie im Telefonbuch Ihrer Stadt oder über die Zentrale (siehe Anhang, Seite 205).**

## 5.1 Kfz-Versicherung

Die Haftpflichtversicherung für ein Auto gilt als Sachversicherung, so dass diese mit dem Tod des Eigentümers nicht erlischt, sondern auf die Erben übergeht. Sollten Sie sich nun entscheiden, das geerbte Auto zu verkaufen, so erlischt die Versicherung ab dem Verkaufstag. Sie sind verpflichtet, die Versicherung umgehend zu informieren. Zu Ihrer persönlichen Absicherung sollten Sie im Schreibwarenladen einen Kaufvertrag erwerben und diesen vom Käufer mit Unterschrift, Datum und Uhrzeit des Kaufes versehen lassen.

Wenn der Verstorbene lange Zeit unfallfrei gefahren ist, so hat er oder sie nicht mehr die volle Versicherungsprämie gezahlt. Solange Sie das geerbte Auto weiter fahren, verändert sich nichts an der bisherigen Autoversicherung. Sie können den Schadenfreiheitsrabatt des Verstorbenen nutzen. Wenn Sie jedoch das Auto verkaufen möchten, sollten Sie diesen Rabatt nicht einfach der Versicherung schenken. Sie können die KFZ-Versicherung auf Ihren Namen übertragen lassen. Innerhalb einer Familie ist das ziemlich unproblematisch. Als Lebenspartnerin müssen Sie allerdings den Nachweis erbringen, dass der versicherte Wagen auch von Ihnen gefahren wurde. Eine gemeinsame Adresse wird meist als Nachweis anerkannt.

**Innerhalb einer häuslichen Gemeinschaft kann auch bei einer gleichgeschlechtlichen Beziehung der Schadenfreiheitsrabatt auf den/die Hinterbliebene/n übertragen werden.**

Grundsätzlich gibt es jedoch eine kleine Einschränkung: Sie erhalten den Schadenfreiheitsrabatt des verstorbenen Menschen nur in der Höhe, die Sie auch selbst hätten erreichen können, also frühestens ab Führerscheindatum.

*Beispiel:*

Frau Herbers machte vor acht Jahren ihren Führerschein. Als nun ihr Mann stirbt, möchte Sie gern seinen Schadenfreiheitsrabatt von 30 % übernehmen. Frau Herbers hat jedoch in der Zeit seit ihres Führerscheinbesitzes erst einen Anspruch auf 50 % erworben. Deshalb erhält sie den Schadenfreiheitsrabatt in dieser Höhe.

**Wenn Sie nach einem Autoverkauf den Schadenfreiheitsrabatt auf Ihren Namen umschreiben lassen möchten, haben Sie dazu sechs Monate Zeit (ab Verkaufsdatum).**

## 5.2 Krankenversicherung

Dabei ist zu unterscheiden zwischen den gesetzlichen Krankenkassen (z.B. AOK, BEK) und den privaten Krankenversicherungen. Die Krankenversicherung gilt als Personenversicherung, deren Mitgliedschaft mit dem Tod eines Versicherten erlischt. Sollten Sie als Angehörige jedoch mitversichert sein, dann besteht der Versicherungsschutz in der **gesetzlichen Krankenversicherung** erst einmal für vier Wochen fort. Auch Ihre Kinder sind in dieser Zeit automatisch versichert, solange sie kein ausreichendes eigenes Einkommen haben. Sie können jetzt entscheiden, ob Sie weiter in der entsprechenden Krankenkasse versichert sein möchten oder ob Sie einen Wechsel bevorzugen. Bei einem Krankenkassenwechsel müssen Sie sich innerhalb von vier Wochen schriftlich oder durch persönliche Vorsprache abmelden.

Bei einer **privaten Krankenversicherung** gibt es keine Familienversicherungen, so dass Sie auf jeden Fall selbst versichert sind, damit entfällt auch die vierwöchige Übergangsfrist.

**Bei geringem Einkommen haben Sie jetzt vielleicht Anspruch auf die Befreiung der Zuzahlungspflicht bei Medikamenten oder Zahnersatz. Fragen Sie bei Ihrer Krankenkasse nach der »Härtefallregelung«.**

Wenn der verstorbene Mensch in einem Arbeitsverhältnis stand, so übernimmt der Arbeitgeber die Abmeldung von der Krankenkasse.

## 5.3 »Sterbegeld«

Der Ausdruck »Sterbegeld« mag bei Ihnen als Hinterbliebene/r vielleicht unangenehme Gefühle auslösen, legt es doch nahe, dass Sie für das Sterben Ihres geliebten Menschen Geld erhalten. Die Bezeichnung ist mit Sicherheit schlecht gewählt, geht es doch vielmehr um eine Unterstützung, die Ihnen dabei helfen soll, die hohen finanziellen Belastungen, die durch die Beerdigung oder die Trauerfeier entstehen, zumindest teilweise zu decken. Deshalb ist es ratsam, folgende Institutionen hinsichtlich eines Sterbegeldanspruchs zu überprüfen:

- Gewerkschaften Seite 139
- Versicherung für Beamte, siehe ◆ Seite 116
- Gesetzliche Unfallversicherung Seite 119
- Betriebliche Unterstützungskasse Seite 116
- Versorgungswerke Seite 117
- Private Sterbeversicherung Seite 138
- Gesetzliche Krankenkasse Seite 138

Es ist möglich, dass der Verstorbene bereits zu seinen Lebzeiten des Todes gedachte und eine **private Sterbeversicherung** abgeschlossen hat oder einem »Sterbeverein« beigetreten ist. Suchen Sie nach den entsprechenden Unterlagen und beantragen Sie dann unter Angabe der Mitgliedsnummer die Auszahlung des Sterbegeldes. Ihrem Anschreiben müssen Sie eine Sterbeurkunde beifügen. Auch hier ist es möglich, ebenso wie bei der Beantragung des Sterbegeldes der Krankenkasse, Ihren Bestatter mit dieser Aufgabe zu beauftragen.

Das **Sterbegeld der gesetzlichen Krankenkasse** ist ein Anspruch auf einen Zuschuss zu den Bestattungskosten. Zurzeit (Stand 1998) beträgt es 2.100,-- DM für Hauptversicherte und 1.050,-- DM für Mitversicherte im Rahmen der Familienversicherung. Um Sterbegeld beziehen zu können, muss der Verstorbene am Todestag *und* am 1.1.1989 in einer gesetzlichen Krankenversicherung Mitglied gewesen sein. Werden diese beiden Bedingungen nicht erfüllt, besteht kein Anspruch auf Sterbegeld aus der gesetzlichen Krankenversicherung. Selbst wenn der oder die Verstorbene die gesetzliche Krankenkasse wechselte oder zwischenzeitlich privat krankenversichert war, erlischt der Anspruch auf Sterbegeld nicht. Jedoch muss dann nachgewiesen werden, dass eine Mitgliedschaft am 1.1.1989 bestand.

**Der Sterbegeldbezug aus anderen Versicherungen wird nicht mit dem Anspruch der Krankenkasse verrechnet.**

Die Abwicklung der Formalitäten mit der Krankenkasse über Ihren Bestatter hat den entscheidenden Vorteil, dass er die Bestattungskosten direkt mit dem Sterbegeldanspruch verrechnet. Ansonsten müssen Sie zunächst alle Rechnungen, die unmittelbar mit der Bestattung zu tun haben, bezahlen und sammeln, um sie dann mit der Krankenkasse abrechnen zu können. Allerdings haben Sie hierzu ab Todestag ein Jahr Zeit. Diese Frist gilt auch dann, wenn Sie zwischenzeitlich die Krankenkasse wechseln.

**Anspruch auf Sterbegeld haben auch Arbeitslose, die über das Arbeitsamt, und Sozialhilfeempfänger, die über das Sozialamt krankenversichert sind, soweit sie die oben genannten Bedingungen erfüllen.**

# 6 Ansprüche an Gewerkschaften

War der Verstorbene Gewerkschaftsmitglied, so haben Sie in den meisten Fällen einen Anspruch auf ein Sterbegeld oder auf Leistungen einer Freizeitunfallversicherung. Viele Gewerkschaften zahlen dieses auch an Lebensgefährten aus.

Grundsätzlich dürfen keine Beitragsrückstände entstanden sein und die Gewerkschaft benötigt eine Sterbeurkunde. Der Beitrag für den Verstorbenen endet mit dem Todesmonat.

**Obwohl Arbeitslose nur einen minimalen Gewerkschaftsbeitrag zahlen, können im Todesfall die Erben trotzdem die vollen Leistungen der Gewerkschaft in Anspruch nehmen.**

Jede Gewerkschaftsmitgliedschaft endet mit dem Todestag. Trotzdem ist in fast allen Satzungen auch eine Rechtsvertretung nach dem Tode des Mitglieds eingeschlossen, zum Beispiel für einen Arbeitsgerichtsprozess. Manchmal ist es dazu nötig, dass Sie in den Gewerkschaftsvertrag des oder der Verstorbenen eintreten.

Sind Sie selbst Gewerkschaftsmitglied, können Sie über Ihre Gewerkschaft beispielsweise einen Prozess zur Anerkennung der Berufsunfähigkeit Ihres Verstorbenen anstrengen. Das ist auch dann möglich, wenn er keiner Gewerkschaft angehörte.

Da die Bedingungen sehr unterschiedlich sind, sollten Sie sich bei der zuständigen Gewerkschaft oder dem DBG-Bundesvorstand (Adresse siehe Seite 206) informieren.

**Die meisten Gewerkschaften geben jedoch nur an Mitglieder Auskünfte.**

# 7 Anspruch auf ...

Wenn sich durch den Tod eines Familienmitglieds das gesamte Haushaltseinkommen verändert und oftmals auch entschieden geringer ausfällt, können sich für Sie nun Ansprüche auf öffentliche Mittel ergeben. Viele Menschen haben große Scheu davor, Wohngeld oder Sozialhilfe zu beantragen. Die Angst, der Gesellschaft »zur Last zu fallen« und »Armengeld« zu beziehen, lässt manche Ansprüche verfallen, die das alltägliche Überleben sichern. Vielleicht vergegenwärtigen Sie sich, dass diese Errungenschaften des Sozialstaates genau für Menschen wie Sie, die sich in einer Notlage befinden, gedacht sind. Sie haben diese Notlage nicht bewusst herbeigeführt – ganz im Gegenteil. Und mit Ihren Steuerzahlungen haben Sie auch schon andere Menschen in Notlagen unterstützt.

Deshalb lassen Sie Ihre Ansprüche nicht verfallen und beantragen Sie die Leistungen, die Ihnen zustehen. Wenn für Sie noch nicht absehbar ist, wie Ihre zukünftige finanzielle Lage aussehen wird (z.B. weil Ihre Rente noch nicht bewilligt ist), können Sie vorsorglich einen Antrag stellen. In den seltensten Fällen wird rückwirkend gezahlt und die Bewilligung

Ihrer Rente kann dauern. Wurde jedoch einmal ein Antrag gestellt, dann wird später auch ab dem Antragsdatum bewilligt.

## 7.1 Wohngeld

Bezogen Sie oder der Verstorbene bisher Wohngeld, so sind Sie verpflichtet, eine Änderung der Höhe des Haushaltseinkommens dem Wohnungsamt mitzuteilen. Das heißt: Erhalten Sie noch das Arbeitsentgelt des Verstorbenen (siehe auch Seite 66) für den Sterbemonat oder Bezüge aus dem Sterbevierteljahr (siehe auch Seite 113 f.), ändert sich erst einmal nichts an der finanziellen Situation des Haushalts, so dass Sie das Wohnungsamt jetzt noch nicht zu informieren brauchen. Wenn Sie jedoch keinen Anspruch auf Witwen- oder Witwerrente haben oder das Einkommen des Verstorbenen aufgrund von Selbständigkeit sofort entfällt, so sollten Sie die veränderte Einkommenssituation unverzüglich dem Wohnungsamt mitteilen und gleichzeitig einen Erhöhungsantrag stellen.

Aber selbst wenn Sie bisher noch kein Wohngeld bezogen, ist es möglich, dass Sie durch das veränderte Haushaltseinkommen nun einen Anspruch auf einen Miet- oder einen Lastenzuschuss haben. Wenn Sie in Schwierigkeiten geraten, die Belastungen für Ihr Eigenheim oder die Miete weiterhin aufzubringen, wenden Sie sich an das örtliche Wohnungsamt, dort erhalten Sie auch leicht verständliche Broschuren über Wohngeld.

**Anspruch auf Wohngeld haben nicht nur Ehepartner, sondern auch Bewohner einer Wohngemeinschaft oder Lebenspartner einer eheähnlichen Gemeinschaft!**

Das Wohngeld ist ein staatlicher Zuschuss für **Mieter** und **Eigentümer**. Ob und in welcher Höhe Sie Wohngeld in Anspruch nehmen können, hängt von drei Faktoren ab:

- Anzahl der Haushaltsmitglieder
- Höhe des Familieneinkommens
- Miethöhe oder Belastung bei Eigentum

Wohngeld wird ab dem Monat der Antragstellung bewilligt. Deshalb sollten Sie bei einem geringen Einkommen so schnell wie möglich einen Antrag bei der örtlichen Wohngeldstelle Ihrer Gemeinde-, Stadt-, Amts- oder Kreisverwaltung stellen.

**Beantragen Sie zunächst mit einem formlosen Schreiben Wohngeld. Die erforderlichen Unterlagen können Sie nachreichen. Dann wird das Wohngeld ab Antragsdatum bewilligt.**

## 7.2 Wohnberechtigungsschein

Vielleicht haben Sie aufgrund Ihres geringen Einkommens auch Anspruch auf einen Wohnberechtigungsschein (WBS). Damit erhalten Sie die Berechtigung, eine öffentlich geförderte Wohnung zu beziehen, die im Gegensatz zu anderen Wohnungen meist entschieden preisgünstiger ist. Beim Bezug von Seniorenwohnungen besteht zum Beispiel oftmals die Auflage, dass die neuen Mieter einen WBS vorweisen können. Wohnungen, die nur mit einem Wohnberechtigungsschein bezogen werden können, dürfen für eine Person nicht größer als $45m^2$ sein. Für jede weitere Person werden $15m^2$ hinzugefügt, das heißt, für vier Personen darf die Wohnung 90 $m^2$ groß sein.

Den Wohnberechtigungsschein beantragen Sie bei Ihrer Stadt- oder Gemeindeverwaltung. Da Sie Ihr Einkommen nachweisen müssen, bringen Sie Ihren Rentenbescheid oder Ihre Lohnabrechnung gleich mit. Ob Sie den WBS erhalten, hängt vor allem von Ihrem Einkommen ab. Dieses wird brutto zugrunde gelegt, jedoch können Sie Werbungskosten geltend machen. Auch wenn Sie pflegebedürftig sind und eine 50- oder 80%-ige Behinderung nachweisen können, erhalten Sie Freibeträge zwischen 4.000,-- bis 9.000,-- DM. Der Freibetrag wird von Ihrem Jahres-Brutto-Einkommen abgezogen, so dass Sie Anspruch auf einen WBS haben können, obwohl Sie über der Einkommensgrenze liegen. Die Einkommensgrenzen liegen zurzeit (Stand: 1999) für eine Person bei 23.000,-- DM, für zwei Personen 33.400,-- DM und für drei Personen bei 41.400,-- DM (Ausnahme: Saarland und Neue Länder).

**Nähere Informationen und kostenlose Beratung zum Wohnberechtigungsschein erhalten Sie bei den Wohlfahrtsverbänden (Adressen siehe Seite 205 f.) und beim örtlichen Wohnungsamt.**

## 7.3 Rundfunk- und Fernsehgebührenbefreiung

Nach einer bundesweiten Verordnung haben Menschen mit einem geringen Einkommen Anspruch auf eine vollständige Rundfunk- und Fernsehgebührenbefreiung (GEZ-Befreiung). Das gilt nicht nur für SozialhilfeempfängerInnen, sondern auch für erwerbstätige Menschen, deren Einkommen knapp über der Sozialhilfe liegt. Im Fall einer Erwerbstätigkeit können Sie Ihre Fahrtkosten zur Arbeit von Ihrem Einkommen abziehen. Als erwerbsunfähiger Mensch, oder wenn Sie älter als

65 Jahre sind, erhalten Sie Mehrbedarfszuschläge, die von Ihrem Einkommen abgezogen werden. Die Antragsformulare zur Gebührenbefreiung erhalten Sie bei jedem Sozialamt.

**Gebührenbefreiung erhalten Sie auch, wenn Sie einen Schwerbehindertenausweis mit dem Merkmal »RF« haben oder wenn Sie Pflegegeld erhalten bzw. in einem Pflegeheim leben.**

Ist Ihnen die Befreiung von den Gebühren der GEZ bewilligt worden, so steht Ihnen gleichzeitig eine Ermäßigung der Telefongebühren zu. Bei diesem so genannten »Sozialtarif« werden die Anschlussgebühren auf monatlich 9,-- DM gesenkt, bei Schwerbehinderten, je nach Behinderungsgrad, bis zu 5,-- DM. Zu diesem Zweck müssen Sie den Durchschlag der GEZ-Befreiung bei einem Telefonladen abgeben.

Haben Sie ein geringes Einkommen und sind als Alleinstehende/r weitgehend auf die Hilfe anderer angewiesen, kann das Sozialamt sowohl die Einrichtung eines Telefonanschlusses als auch die Grundgebühren übernehmen. Dieses kommt vor allem dann in Betracht, wenn Sie Hilfe nur über ein Telefon erreichen können.

## 7.4 Erziehungsgeld

Es ist möglich, dass Sie nun einen Anspruch auf Erziehungsgeld haben. Solange Sie noch das Arbeitsentgelt (siehe auch Seite 66) des verstorbenen Menschen erhalten, ändert sich nichts an Ihrem Familieneinkommen. Aber nach dem Wegfall der Lohnfortzahlung wird Ihr Einkommen (z.B. durch Rentenbezug) eventuell entschieden geringer ausfallen. Erziehungsgeld wird nur für Kinder bis zum 24. Lebensmonat gezahlt.

Wenn Ihr Kind jünger als zwei Jahre ist, sollten Sie sich an das Versorgungsamt Ihrer Stadt wenden und vorsorglich einen Antrag auf Erziehungsgeld stellen. Das Versorgungsamt benötigt eine Sterbeurkunde, einen Nachweis über Ihr Einkommen und die Geburtsurkunde Ihres Kindes. Da die Bewilligung Ihrer Rente vermutlich noch einige Zeit in Anspruch nehmen wird, ruht die Bearbeitung Ihres Antrags, bis Sie Ihr aktuelles Einkommen nachweisen können. Ihr Anspruch auf Erziehungsgeld geht dadurch nicht verloren, sondern es wird rückwirkend gezahlt.

**Leben Sie in einer eheähnlichen Gemeinschaft, wird das Einkommen Ihrer Lebenspartnerin oder Ihres Lebenspartners mit berücksichtigt.**

Das Erziehungsgeld wird für jedes Kind gezahlt und beträgt monatlich höchstens 600,-- DM. Anspruchsberechtigte dürfen eigentlich wöchentlich nicht mehr als 19 Stunden berufstätig sein, aber § 1, Abs. 7, Satz 1 des Bundeserziehungsgeldgesetzes sieht für Härtefälle (darunter fallen auch Witwen und Witwer) vor, dass auch eine volle Berufstätigkeit erlaubt ist. Zudem dürfen durch die Härtefallregelung ausnahmsweise auch Großeltern, Tanten, Onkel oder ältere Geschwister Erziehungsgeld in Anspruch nehmen, obwohl ihnen die Personensorge nicht zusteht.

Arbeitslose haben ebenfalls Anspruch auf Erziehungsgeld, soweit sie im Arbeitslosenhilfe- und *nicht* im Arbeitslosengeldbezug stehen.

Die Einkommensgrenzen (Stand 1998) betragen für die ersten sechs Lebensmonate des Kindes 75.000,-- DM für Alleinerziehende und ab dem siebten Lebensmonat 23.700,-- DM. Für jedes weitere Kind erhöht sich die Einkommensgrenze um 4.200,-- DM.

Für die Durchführung des Bundeserziehungsgeldgesetzes sind die einzelnen Länder zuständig. Sie haben die Erziehungsgeldstellen unterschiedlichen Behörden zugeordnet. Fragen Sie bei Ihrer Stadt- oder Gemeindeverwaltung nach.

**Die kostenlose Broschüre »Erziehungsgeld, Erziehungsurlaub« des Bundesministeriums können Sie unter 0180/5 32 93 29 bestellen. Hier sind auch alle Erziehungsgeldstellen in der BRD verzeichnet.**

## 7.5 BAföG

Durch den Todesfall eines Familienmitglieds sind häufig die finanziellen Möglichkeiten erheblich eingeschränkt. Selbst wenn Ihre Kinder, die sich in der Ausbildung oder im Studium befinden, bisher keinen Anspruch auf BAföG (Leistungen nach dem Bundesausbildungsförderungsgesetz) hatten, so können nun die Voraussetzungen für einen BAföG-Bezug vorliegen. Solange Sie noch das Gehalt (siehe auch Seite 66) des verstorbenen Menschen beziehen, werden Sie keine drastischen Einkommenseinbußen haben. Wenn jedoch nach Beendigung des Gehaltsbezuges Ihr Einkommen entschieden geringer ausfällt als bisher, können Sie beim örtlichen Amt für Ausbildungsförderung einen Aktualisierungsantrag stellen.

**Sowohl für Schüler- als auch für Studenten-BAföG sind die Ämter für Ausbildungsförderung zuständig. Die für Sie zuständige Adresse erhalten Sie über die Ausbildungsstätte oder die Stadtverwaltung.**

Um BAföG zu erhalten, müssen einige Voraussetzungen in Bezug auf Lebensalter, Staatsangehörigkeit und Art der Ausbildung erfüllt werden, die leicht verständlich in der BAföG-Broschüre des Bundesministeriums und im GEW-Handbuch (siehe Literaturempfehlungen, Seite 211) erklärt werden.

Die Höhe des BAföG hängt von dem Einkommen der Eltern ab. Bei Bewilligung gilt 50 % des BAföG als Darlehen. Diese 50 % müssen ca. fünf Jahre nach Beendigung des Studiums vom so genannten »Darlehensnehmer« zurückgezahlt werden. Der Darlehensnehmer ist der Studierende und nicht dessen Eltern. Üblicherweise wird bei der Beantragung des BAföG das Einkommen der Eltern der letzten beiden Jahre zugrunde gelegt. Bei einem Aktualisierungsantrag jedoch wird vom anteiligen Einkommen im Antragsjahr und vom voraussichtlichen Einkommen im Folgejahr ausgegangen. Da die Einkommensprognose für das kommende Jahr aber nicht zwangsläufig Ihrem realen Haushaltseinkommen entsprechen muss, wird dieses BAföG nur unter Vorbehalt bewilligt.

*Beispiel:*

Herr Sanders verstirbt am 7.8.1998 im Alter von 39 Jahren. Seine Ehefrau erhält vom Arbeitgeber ihres Mannes noch Gehaltsbezüge bis einschließlich Oktober 1998. Da Herr Sanders sehr jung verstorben ist, fällt die Witwenrente seiner Frau entsprechend gering aus, so dass sie ab November 1998 nicht mehr in der Lage ist, Ihrem Sohn Oliver das Studium zu finanzieren. Bei einem BAföG-Aktualisierungsantrag werden anteilig das Jahreseinkommen 1998 und das voraussichtliche Einkommen 1999 zugrunde gelegt. Sollte Frau Sanders 1999 wieder eine Arbeit aufnehmen, so stimmt die Einkommensprognose des BAföG-Amtes nicht mit dem tatsächlichen Einkommen überein. Nach Ablauf des Jahres 1999 wird eine endgültige Berechnung vorgenommen und zu viel gezahlte BAföG-Bezüge werden zurückgefordert.

**Vor Antragstellung sollten Sie sich unbedingt zur voraussichtlichen Höhe des BAföG beraten lassen. Fast jede studentische Vertretung bietet eine spezielle BAföG-Beratung an, die in der Regel auch SchülerInnen offen steht. Auch das BAföG-Amt ist zur Beratung verpflichtet.**

Liegt zum Beispiel ein BAföG-Anspruch von 80,-- DM monatlich vor, wovon 40,-- DM zurückgezahlt werden müssen, ist es fraglich, ob sich die jährliche, aufwendige Antragstellung lohnt.

# 8 Minderjährige Kinder

Als Elternteil von minderjährigen Kindern, die ihren Vater oder ihre Mutter verloren, sind Sie neben Ihrer eigenen Trauer auch noch mit dem Verlust, den Ihre Kinder erleiden, konfrontiert (Näheres dazu siehe Seite 190 f.). Ihre Kinder sind nun zu Halbwaisen geworden und damit muss die Frage der elterlichen Sorge geprüft werden. Dies übernimmt das Familiengericht am Hauptwohnsitz der Kinder. Wenn jedoch ein Vormund bestimmt werden muss, weil zum Beispiel die Kinder Vollwaisen wurden, dann ist das örtliche Vormundschaftsgericht zuständig. Familien- und Vormundschaftsgericht sind Abteilungen des Amtsgerichts.

## 8.1 Elterliche Sorge

Nach § 1680 BGB erlischt die elterliche Sorge mit dem Tod. Als Ehefrau oder Ehemann eines Verstorbenen geht die elterliche Sorge nun automatisch auf Sie über, vorausgesetzt, Sie waren gemeinsam sorgeberechtigt. Damit sind Sie ab dem Todestag alleinige/r InhaberIn der Personen- und Vermögenssorge (siehe unten, »Minderjährige Erben«), ohne dass Sie etwas veranlassen müssten. Sind die minderjährigen Kinder durch den Todesfall zu Vollwaisen geworden oder stehen sie nicht mehr unter elterlicher Sorge, da der sorgeberechtigte Elternteil verstarb, so wird ein Vormund bestimmt. Das Vormundschaftsgericht, welches durch das Standesamt eingeschaltet wurde, überprüft die Vormundschaft. Dabei wird versucht, eine Regelung zu treffen, die dem Wohle des Kindes und ab 14 Jahren auch dem Wunsch des Kindes entspricht.

**Wenn die sorgeberechtigten Eltern per letztwilliger Verfügung eine Person zum Vormund bestimmten (§ 1776 BGB), so wird diese Person zum Vormund benannt, soweit es nicht dem Wohle des Kindes widerspricht.**

Die beste Absicherung für die Sorgerechtsregelung im Todesfall ist ein gemeinsam ausgeübtes Sorgerecht (inzwischen auch für unverheiratete Eltern möglich), weil das Familiengericht dann dem überlebenden Partner das Sorgerecht zuspricht.

## 8.2 Minderjährige Erben

Wenn Ihre minderjährigen Kinder mehr als 30.000,-- DM erben oder als Schenkung erhalten (§ 1640 BGB), kommen auf Sie als Sorgeberechtigte/r einige Pflichten zu: Sie müssen dem Familiengericht ein Vermögensverzeichnis über das Guthaben Ihrer Kinder vorlegen. Diese Verpflichtung tritt unabhängig vom Erbfall immer dann ein, wenn das Kindesvermögen über 30.000,-- DM beträgt. Zum einen erfährt das Familiengericht über die Banken vom Vermögen minderjähriger Kinder. Zum anderen informiert das Standesamt oder das Nachlassgericht über den Todesfall eines Elternteils. Das Familiengericht sendet Ihnen einen Fragebogen zum Kindesvermögen zu und setzt meist eine 1-monatige Frist zur Beantwortung. Sie sind verpflichtet, den Fragebogen zurückzusenden, ansonsten kann eine notarielle Beantwortung angeordnet werden, deren Kosten Sie tragen müssen. Die Verpflichtung, ein Vermögensverzeichnis zu erstellen, entfällt, wenn der oder die Verstorbene dieses in der letztwilligen Verfügung ausdrücklich ausgeschlossen hat.

Doch selbst wenn Ihnen die volle Vermögenssorge für Ihre Kinder obliegt, benötigen Sie für manche Angelegenheiten die ausdrückliche Genehmigung des Familiengerichtes. Das sind unter anderem:

- Der Verkauf oder die Belastung von Grundbesitz, der den Kindern gehört.
- Die Ausschlagung der Erbschaft.
- Die Aufnahme eines Kredits (auch Überziehungskredit) im Namen Ihrer Kinder.
- Wenn Sie irgendetwas unternehmen wollen, was die geerbte Firma Ihrer Kinder betrifft.

Laut § 1642 BGB sind Sie verpflichtet, das Geld Ihrer Kinder wirtschaftlich anzulegen, das heißt, es muss Zinsen bringen und sich vermehren. Das Erbe Ihrer Kinder darf nicht angetastet werden, Sie können jedoch die Einkünfte aus dem Erbe (also Zinsen oder Dividenden) für folgende Zwecke verwenden:

- Für den Unterhalt Ihres Kindes (Kleidung, Lebenshaltung etc.)
- Für die ordnungsgemäße Verwaltung des Erbes (z.B. für Reparaturen am geerbten Haus)

- Im Ausnahmefall für die ganze Familie, soweit dieses der »Billigkeit« entspricht (§ 1649 BGB)

Diese Ausnahmeregelung dient der Vermeidung von Ungerechtigkeiten zwischen den Geschwistern. Das kann vor allem dann der Fall sein, wenn nur ein Kind geerbt hat und sich aufgrund dessen kostspielige Dinge anschaffen kann, während die weniger vermögenden Eltern und Geschwister dazu nicht in der Lage sind. Dieser Ausnahmefall bezieht sich aber nur auf die Geschwister, solange sie minderjährig und unverheiratet sind.

**Sie sind verpflichtet, Ihrem Kind an seinem 18. Geburtstag das Vermögen auszuhändigen. Wenn Ihr Kind es verlangt, müssen Sie auch Rechenschaft über die Vermögensverwaltung ablegen (§ 1698 BGB).**

## 8.3 Kinderbetreuungsmöglichkeiten

Der Tod eines Elternteils wirft oft auch viele lebenspraktische Probleme auf: So kann sich beispielsweise jetzt die Frage stellen, wo und von wem Ihre Kinder betreut werden. Stehen Sie voll im Berufsleben und wurde die Betreuung Ihrer minderjährigen Kinder bisher von dem verstorbenen Menschen übernommen, so ist es für Sie nun unabdingbar, möglichst schnell nach neuen Unterbringungsmöglichkeiten zu suchen. Dabei sollten Sie zunächst versuchen, die Kinder gemeinsam unterzubringen. Das ist deshalb besonders wichtig, weil sich Kinder nach dem Tod des Vaters oder der Mutter oftmals sehr orientierungslos fühlen. Der vertraute Kontakt zu den Geschwistern kann dann heilende Wirkung haben. Aber gerade wenn die Kinder sehr klein sind, kann das zur unlösbaren Aufgabe werden. Zunächst könnten Sie mit Ihren Nachbarn Kontakt aufnehmen. Die Bereitschaft, Sie zu unterstützen und Ihnen zu helfen, wird wahrscheinlich groß sein. Die Nachbarschaftshilfe ist besonders dann notwendig, wenn einige Stunden überbrückt werden müssen, zum Beispiel vom Beginn Ihrer Arbeitszeit bis zur Öffnung der Kindertagesstätte.

**Adressen von Einrichtungen zur Kinderbetreuung erhalten Sie über Kirchen, Wohlfahrtsverbände und das Jugendamt Ihrer Stadt.**

In Deutschland stehen Ihnen je nach Stadtgröße folgende Möglichkeiten zur Verfügung:

### Kindergärten (drei bis sechs Jahre)

Einige Kindergärten haben Plätze, die speziell für Notfälle (wie der Tod eines Elternteils) frei gehalten werden. Der Nachteil bei Kindergärten liegt darin, dass deren Öffnungszeiten mit einem Vollzeitarbeitsplatz oft nicht vereinbar sind. Sie könnten jedoch für die zweite Tageshälfte zum Beispiel eine Tagesmutter (siehe auch »Tagespflege«, Seite 153 f.) engagieren.

### Kindertagesstätte (drei bis sechs Jahre)

Die Kindertagesstätten sind auf berufstätige Eltern eingestellt und haben ganztägig geöffnet. Die Öffnungszeiten sind unterschiedlich und beginnen zwischen 6.00 oder 7.00 Uhr morgens und enden um 17.00 oder 18.00 Uhr. Die Kinder erhalten eine warme Mahlzeit und können einen Mittagsschlaf machen.

**Bei allen öffentlichen Einrichtungen für Kinder wird der Monatsbeitrag Ihrem Einkommen entsprechend gestaffelt. Be-**

findet sich die Einrichtung nicht in kirchlicher oder städtischer Trägerschaft, so fallen bei manchen freien Trägern neben dem Monatsbeitrag noch eine Aufnahmegebühr und ein Mitgliedsbeitrag an.

### Kinderhort (sechs bis max. 14 Jahre)

Der Hort ist die Kindertagesstätte für größere Kinder.

### Tageseinrichtungen (drei Monate bis sechs Jahre)

Die Tageseinrichtungen (auch Kinderkrippen genannt) sind häufig überlaufen und haben Wartelisten. Der Grund liegt darin, dass hier auch schon Babys und Kleinkinder aufgenommen werden. Erhalten Sie für Ihr Kind keinen Tageseinrichtungsplatz, so bleibt immer noch die Möglichkeit der Tagespflege.

### Tagespflege

Die Tagespflege ist die Alternative zu fehlenden Hort- und Krippenplätzen. Die Tagespflege, besser bekannt als Tagesmütter, wird über Ihr örtliches Jugendamt koordiniert. Die Tagesmütter, die über das Jugendamt vermittelt werden, müssen ein polizeiliches Führungszeugnis und ein Gesundheitszeugnis vorlegen. Zudem wird der Wohnraum und das Erziehungsverhalten der Tagesmutter überprüft. Sollten Sie ungewöhnliche Arbeitszeiten haben, so dass Ihnen das Jugendamt keine geeignete Tagespflege anbieten kann, haben Sie auch die Möglichkeit, selbst nach einer Betreuungsperson zu suchen. Das Jugendamt nimmt dann bei der von Ihnen ausgesuchten Tagesmutter ebenfalls eine Eignungsprüfung vor. Die Tagesmutter und Sie stellen beim Jugendamt einen Antrag auf Kostenübernahme. Zu diesem Zweck müssen Sie Ihre Einkünfte offen legen, so dass der Ihnen zumutbare Eigenanteil errechnet werden kann.

In einigen Städten werden auch Wochenpflegeplätze angeboten. Das kann zum Beispiel nötig sein, wenn Sie sich auf Geschäftsreisen befinden. Ihre Kinder können dann bis zu Ihrer Rückkehr bei der Tagespflegeperson wohnen.

Sollten Sie auf dem Land leben, kann es sein, dass keine der vorgestellten Betreuungsmöglichkeiten für Sie in Betracht kommt. Dann besteht ausnahmsweise die Möglichkeit, dass auch Verwandte der geraden Linie (d.h. Großeltern und Kinder) als Tagesmütter bezahlt werden. Jedoch muss erwiesenermaßen keine andere Unterbringungsmöglichkeit existieren.

**Für die Kinderbetreuungskosten wird Ihnen im Einkommensteuerausgleich ein Pauschbetrag von 4.000,– DM für das erste Kind und 2.000,– DM für jedes weitere Kind gewährt. Sind Ihre tatsächlichen Kosten höher, können Sie diese nach Abzug eines zumutbaren Eigenanteils als »Außergewöhnliche Belastungen« absetzen.**

# 9 Angebote für ältere Menschen

Wurden Sie als älterer Mensch von Ihrem verstorbenen Partner in Ihrer Lebensführung unterstützt, dann ist es vielleicht besonders schwer für Sie, jetzt auf fremde Hilfe angewiesen zu sein. Die Wohlfahrtsverbände (Adressen siehe Seite 205 f.) und andere soziale Einrichtungen bieten jedoch extra für ältere Menschen, die der Unterstützung bedürfen, eine große Anzahl an individuellen Dienstleistungen an.

Haben Sie keine Scheu, sich über Hilfsangebote zu informieren. Meistens sind die Kosten sehr gering, manches ist sogar kostenlos und einiges wird möglicherweise von der Krankenkasse oder dem Sozialamt übernommen.

**Auskünfte erhalten Sie bei Kirchengemeinden, Wohlfahrtsverbänden, Ihrer Gemeindeverwaltung oder auch bei privaten Unternehmen, die ambulante Dienste anbieten.**

## 9.1 Alltagshilfen

Folgende Dienstleistungen können Sie dabei unterstützen, weiterhin selbständig in Ihrer Wohnung zu leben:

**Einkaufsdienste:** In vielen Orten haben sich Einkaufsdienste für ältere und behinderte Menschen etabliert. Das heißt: Sie können Ihre Einkäufe telefonisch bestellen, und die Mitarbeiter des Einkaufsdienstes bringen Sie Ihnen direkt vor die Tür. Der Kostenumfang beträgt meist nur das Kilometergeld.

**Essen auf Rädern:** Wenn Sie nicht mehr kochen möchten oder es nicht mehr können, besteht die Möglichkeit, sich eine warme Mahlzeit nach Hause bringen zu lassen. Das Essen existiert auch als »stationärer Mittagstisch« in Heimen oder Tagesstätten.

**Fahr- und Begleitdienste:** Dieses Hilfsangebot ist vor allem für ältere Menschen gedacht, die Behörden- und Arztbesuche nicht mehr allein bewältigen können. Die Fahr- und Begleitdienste werden oft ehrenamtlich von Kirchen oder Wohlfahrtsverbänden geleistet.

**Grundpflege:** Ausgebildete Krankenschwestern oder Altenpfleger bieten den Service, Ihnen bei Ihren alltäglichen Verrichtungen zur Hand zu gehen oder Sie Ihnen abzunehmen.

Das kann Hilfe bei der Körperpflege, beim An- und Auskleiden, bei der Essenszubereitung sowie Unterstützung beim Essen sein.

**Hausnotruf:** Das Hausnotrufsystem dient dazu, dass Sie zu jeder Tages- und Nachtzeit Hilfe herbeirufen können. Entweder tragen Sie einen Funksender an Ihrem Körper oder Sie können über einen Apparat in Ihrer Wohnung jemanden verständigen. Da ältere Menschen auch schon mal versehentlich das Notrufsystem betätigen, erfolgt zunächst ein Rückruf. Wenn Sie sich nicht melden, wird umgehend jemand zu Ihrer Wohnung geschickt. Für den Hausnotruf erhalten Sie im Rahmen der Pflegeversicherung einen Zuschuss.

**Mobiler Reinigungsdienst:** Wenn es Ihnen zu schwer fällt, Ihre Wohnung allein zu reinigen, können Sie einen mobilen Reinigungsdienst mit der Pflege beauftragen. Besprechen Sie mit den Helfern auch, ob sie die Fensterpflege übernehmen, weil der Fensterputzer oft extra bestellt werden muss.

**Nachbarschaftshilfe:** In einem Todesfall werden den Hinterbliebenen oft viele Hilfsangebote von Angehörigen, Freunden oder Nachbarn zuteil. Scheuen Sie nicht davor zurück, diese Angebote anzunehmen. Vielleicht freuen sich Ihre Nachbarn, wenn Sie etwas für Sie tun können. Oftmals ist es kein großer Aufwand, beim eigenen Großeinkauf auch gleich Ihre Dinge mit einzukaufen oder Sie im Auto mitzunehmen, falls Sie zum Arzt müssen. Wenn Sie es wünschen, können Sie sich für diese Unterstützung ja auch revanchieren: Ihre Nachbarn freuen sich vielleicht, wenn deren Kinder mal bei Ihnen bleiben können, und wahrscheinlich wird Ihnen ein Kinderlachen auch gut tun.

**Freizeitangebote:** Wenn Ihr Partner oder Ihre Partnerin gestorben ist, ist es für Sie besonders wichtig – vor allem nach langjährigem Zusammenleben –, dafür zu sorgen, dass Sie nicht vereinsamen und mit Ihrem Schmerz allein bleiben. Altenclubs und Altentagesstätten bieten ein breites Freizeit- und Sportangebot an, die manchmal sogar mit vorbereitenden Hausbesuchen kombiniert sind. Auch wenn Ihnen vielleicht jetzt nicht nach Freizeitbeschäftigung zumute ist, so kann es sein, dass allein der Kontakt zu anderen Menschen sehr wohltuend für Sie ist.

**Wohnraumanpassung:** Hier wird Ihre Wohnung mit speziellen Hilfsmitteln ausgestattet oder so umgebaut, dass Sie trotz Behinderung weiterhin dort leben können. Informationen erhalten Sie über die Bundesarbeitsgemeinschaft Wohnraumanpassung (Adresse siehe Anhang, Seite 208).

## 9.2 Pflegebedürftigkeit

Es kann passieren, dass Sie nach dem Tod Ihres Partners oder Ihrer Partnerin gesundheitlich plötzlich sehr stark abbauen (vor allem, wenn Sie älter sind) und damit pflegebedürftig werden. Oder vielleicht wurden Sie bisher als älterer und/oder behinderter Mensch von dem Verstorbenen gepflegt. Dann entsteht oftmals das Bedürfnis, »hinterherzusterben«. Sie sind nicht »nur« von Ihrer Trauer vereinnahmt, sondern Ihre Hilflosigkeit wird auch in Ihrem alltäglichen Leben deutlich.

Aber selbst wenn die oben genannten Hilfsangebote für Sie nicht ausreichen, bedeutet das noch nicht zwangsläufig, dass Sie auch Ihre Wohnung verlassen müssen. Zunächst einmal muss die Pflegebedürftigkeit vom medizinischen Dienst der Krankenkassen geprüft werden. Dazu wenden Sie sich an Ihre

Krankenkasse, Abteilung »Pflegekasse«, die eine Ärztin oder einen Arzt des medizinischen Dienstes zu Ihnen nach Hause schickt. Je nachdem, in welchem Umfang Sie pflegebedürftig sind, werden Sie in die Pflegestufen 1 bis 3 eingeteilt. Dann hat die häusliche Pflege grundsätzlich Vorrang vor der stationären Unterbringung, das heißt, zunächst wird immer nach Möglichkeiten gesucht, Ihre Pflege in Ihrem zu Hause zu ermöglichen. Diese muss aber nicht zwangsläufig von professionellen Helfern übernommen werden, sondern kann auch von Familienmitgliedern oder Bekannten erfolgen. Der Unterschied besteht darin, dass die ambulanten Pflegedienste direkt von der Krankenkasse bezahlt werden, während Sie als Pflegebedürftige/r ansonsten ein Pflegegeld erhalten, welches je nach Pflegestufe zwischen 400,-- bis 1.300,-- DM monatlich beträgt.

Sollten Sie sich als Pflegebedürftige/r für einen Pflegedienst entscheiden, suchen Sie nach einem ambulanten Dienst, der zu Ihnen passt. Das lässt sich im persönlichen Gespräch mit der Pflegedienstleitung leicht feststellen. Auch Pflege ist letztendlich eine Dienstleistung, die sich an Ihren Bedürfnissen orientiert. Wenn Sie Ihre Wünsche klar und deutlich aussprechen, wird sich ein guter Pflegedienst um deren Erfüllung bemühen.

Als **Pflegeperson**, die im Umgang mit pflegebedürftigen Menschen nicht geschult ist, sollten Sie vor Ihrer Entscheidung bestens darüber informiert sein, was auf Sie zukommt. Erst dann können Sie feststellen, ob Sie sich dieser schweren Aufgabe gewachsen fühlen. Ihre Bezahlung erfolgt über die pflegebedürftige Person, sowohl die Höhe der Bezahlung als auch die Art der Auszahlung wird von ihr bestimmt. Um Leistungen aus der Pflegeversicherung beziehen zu können, dürfen Sie als Pflegeperson nicht voll berufstätig sein. Für die Pflegetätigkeit unterliegen Sie keiner Kranken- und Sozialversicherungspflicht, jedoch werden für die Zeit der Pflegetätigkeit anteilig Rentenversicherungsbeiträge gezahlt. Selbst wenn Sie Sozialhilfe oder Arbeitslosenhilfe beziehen, wird das Einkommen aus einer Pflegetätigkeit nicht angerechnet.

**Häusliche Pflege setzt nicht voraus, dass der oder die Pflegebedürftige im eigenen Haushalt gepflegt wird. Dieses kann auch ein anderer privater Haushalt, ein Altenwohnheim, Altenheim oder Behindertenwohnheim sein.**

Erst wenn die häusliche Pflege – trotz Tages- und Nachtbetreuung – nicht mehr Ihre optimale Versorgung garantiert, werden Sie in einem Pflegeheim aufgenommen.

## 9.3 Wohnen im Alter

Vielleicht möchten Sie nach dem Tod Ihres Partners oder Ihrer Partnerin nicht mehr allein in der Wohnung leben. Es kann auch sein, dass Sie als Tochter oder Sohn nun die schwere Aufgabe haben, Ihren Vater oder Ihre Mutter von der Eignung einer anderen Wohnform zu überzeugen. Da alte Menschen oft in Ihrer Wohnung und Ihrer Umgebung verwurzelt sind und sie darüber hinaus ja auch gerade noch einen geliebten Menschen verloren haben, sollte gerade in dieser Ausnahmesituation immer zunächst nach anderen Alternativen (wie z.B. häusliche Pflege) gesucht werden. Der Verlust der Heimat bedeutet für viele Trauernde eine schwere Belastung.

Aber in manchen Situationen kann der Umzug in eine Seniorenwohnung auch heilende Wirkung haben. Dies trifft vor allem dann zu, wenn Trauernde in Ihrer Wohnung vereinsamen und keinen Außenkontakt mehr haben. Die Wohnmöglichkeiten für ältere Menschen haben sich durch das In-Kraft-Treten der Pflegeversicherung stark verändert. Die früher als Altenheim bekannten Einrichtungen sind meist nur noch bei amtlich attestierter Pflegebedürftigkeit zugänglich. Dafür haben sich Wohnmöglichkeiten entwickelt, die sehr individuell auf die Bedürfnisse ihrer Bewohner zugeschnitten sind:

**Seniorenwohnungen**: Sie werden von den Wohlfahrtsverbänden und von privaten Unternehmen angeboten. Neben dem Mietvertrag können Sie häufig auch noch einen individuellen Betreuungsvertrag abschließen. Im Gegensatz zum Betreuten Wohnen werden die Leistungen des Betreuungsvertrags jedoch von externen Personen durchgeführt. Die Seniorenwohnung ist eine eigene Wohnung, die Sie auch nach Ihrem Geschmack gestalten und einrichten können. Sie haben jedoch den enormen Vorteil, dass die Kontaktaufnahme zu anderen Menschen sehr einfach ist und Sie von Alltagsverpflichtungen wie Flurputzen oder Schneeräumen befreit sind, da diese von der Einrichtung übernommen werden. Die Seniorenwohnungen sind senioren- und behindertengerecht eingerichtet. Wichtig bei der Auswahl einer geeigneten Seniorenwohnung ist, dass Sie sich dort gut aufgehoben fühlen. Zudem sollten Sie nach den Wartezeiten und den Kosten fragen, die sehr unterschiedlich sein können.

**Informationen erhalten Sie bei der Stadtverwaltung, den Wohlfahrtsverbänden oder Kirchen.**

Auch beim **Betreuten Wohnen** leben Sie in Ihrer eigenen Wohnung und schließen dafür einen Mietvertrag ab. Der Unterschied zur Seniorenwohnung besteht jedoch darin, dass im Betreuten Wohnen ein gemeinsames Essensangebot existiert und die Betreuung im Haus, zum Beispiel durch Zivildienstleistende, gewährleistet ist. Neben den Zivildienstleistenden sind auch immer noch andere Betreuungspersonen ansprechbar.

Es gibt leider nur relativ wenige Beispiele für funktionierende **Wohngemeinschaften** älterer Menschen. Der Grund mag darin liegen, dass beispielsweise ein verwirrter alter Mensch für eine Wohngemeinschaft häufig eine Überforderung darstellt. Zudem können sich viele ältere Menschen das Leben in einer WG nicht vorstellen. Wenn Sie sich für Wohngemeinschaften interessieren, können Sie sich an die »Grauen Panther« (Adressen siehe Seite 209) wenden.

**Die meisten Wohnmöglichkeiten für ältere Menschen setzen einen Wohnberechtigungsschein voraus (siehe Seite 142 f.).**

# 10 Steuern

Kaum jemand beschäftigt sich gerne mit dem leidigen Thema der Steuern, sind die Bestimmungen doch oft unübersichtlich und kompliziert. Als Erbe werden Sie jedoch zwangsläufig mit dem Thema konfrontiert. Sie sind nämlich verpflichtet, das Finanzamt über die Schenkung oder das Erbe zu informieren. Auch müssen Sie als Erbe die Einkommensteuererklärung des Verstorbenen einreichen. Zudem können Sie eventuell mit einer Steuerklassenänderung bares Geld sparen, welches Sie im Moment vermutlich gut gebrauchen können.

## 10.1 Erbschaftsteuer

Im Erb- oder Schenkungsfall wird davon ausgegangen, dass Sie ein Vermögen erworben haben, für das über einer gewissen Freigrenze (siehe »Freibeträge«, Seite 164 f.) Erbschaft- oder

Schenkungssteuer erhoben wird. Sie sind, wie gesagt, zur Meldung beim Finanzamt am Hauptwohnsitz des Verstorbenen verpflichtet, und zwar binnen drei Monaten, nachdem Sie von Ihrer Erbschaft Kenntnis erlangten. Aber das Finanzamt erfährt auf jeden Fall vom Tod eines Menschen:

- Das Einwohnermeldeamt sendet dem Finanzamt eine Sterbeurkunde zu und teilt die Namen und Anschriften der Angehörigen mit.
- Die zuständigen Amtsgerichte informieren über die Beantragung eines Erbscheins und/oder über eine Testamentseröffnung.
- Die Banken und Sparkassen sind verpflichtet, beim Tod eines Kunden den aktuellen Kontostand inkl. Wertpapieren, Aktien etc. zum Todeszeitpunkt anzugeben.
- Die Versicherungsgesellschaften informieren das Finanzamt über Auszahlungen von Versicherungssummen.

Nachdem das Finanzamt über Ihre Erbberechtigung informiert ist, werden Sie angeschrieben und zur Erbschaftsteuererklärung aufgefordert. Die Aufforderung enthält eine Frist, die mindestens einen Monat betragen muss. Nach der Abgabe Ihrer Erklärung erhalten Sie einen Erbschaftsteuerbescheid, der die Höhe der fälligen Erbschaftsteuer ausweist – sie muss innerhalb von vier Wochen nach Zugang des Erbschaftsteuerbescheids bezahlt werden. Bei Erbengemeinschaften erhält ebenfalls jeder einen separaten Steuerbescheid, obwohl die Steuererklärung gemeinschaftlich abgegeben werden muss. Das Finanzamt sendet Ihnen eine Broschüre über die aktuellen Freibeträge zu und ist bereit, Ihnen Fragen zu beantworten.

**Rentner können auf Antrag Ihre Erbschaftsteuerzahlung auf mehrere Jahre verteilen (§ 23 Abs. 1 ErbStG.)**

Steuerpflichtig ist das gesamte Vermögen, welches Sie im Erbfall »erworben« haben. Darunter fallen auch Pflichtteile oder Lebensversicherungssummen. Grundsätzlich werden von Ihrem Erbteil zunächst Ihre Nachlassverbindlichkeiten (siehe Seite 102 f.) abgezogen, das heißt, die Erbschaftsteuer berechnet sich aus den Werten, die Ihnen tatsächlich aus dem Nachlass verbleiben.

**Bei großen Erbschaftssummen oder komplizierten Fällen sollten Sie sich auf jeden Fall an einen Rechtsanwalt oder eine Rechtsanwältin, NotarIn oder SteuerberaterIn wenden.**

## Erbschaftsteuerklassen

Die Höhe der zu entrichtenden Erbschaftsteuer richtet sich danach, welcher Erbschaftsteuerklasse Sie angehören. Diese sind nicht identisch mit den Einkommensteuerklassen.

In der Steuerklasse I werden die niedrigsten und in der Steuerklasse III prozentual die höchsten Erbschaftsteuern gezahlt.

**Steuerklasse I:** Ehepartner, eheliche und nicht eheliche Kinder, Stiefkinder, Adoptivkinder, Enkel, Eltern und Großeltern des Verstorbenen.

**Steuerklasse II:** Geschwister, Neffen und Nichten, Schwiegereltern, Stiefeltern, Schwiegertöchter und -söhne sowie der geschiedene Ehepartner.

**Steuerklasse III:** Partner einer eheähnlichen Lebensgemeinschaft, entferntere Verwandte wie Tante oder Onkel, alle sonstigen Begünstigten.

Neben den verschiedenen Steuersätzen gibt es auch noch unterschiedlich hohe Freibeträge.

## Persönliche Freibeträge

Die persönlichen Freibeträge sind (Stand 1998) für:

| | |
|---|---|
| ■ Ehepartner | 600.000,-- DM |
| ■ Kinder und Stiefkinder | 400.000,-- DM |
| ■ Enkel, Eltern und Großeltern | 100.000,-- DM |
| ■ Personen der SteuerklasseII | 20.000,-- DM |
| ■ Personen der Steuerklasse III | 10.000,-- DM |

Freibetrag bedeutet, dass Sie erst über diesen Betrag hinaus für Ihren Erbanteil steuerpflichtig sind. Wie Sie sehen, liegen die Freibeträge für **Angehörige** relativ hoch, außerdem werden bei der Gesamtbewertung (siehe Seite 165) der Steuerlast auch noch finanzielle Verpflichtungen berücksichtigt.

*Beispiel:*

Frau und Herr Eberts sind beide Eigentümer eines gemeinsamen Hauses, dessen Wert 1.000.000,-- DM beträgt. Als Frau Eberts verstirbt, wird die Hälfte des Hauses als Erbe zugrunde gelegt (d.h. 500.000,-- DM). Da Herrn Eberts ein Freibetrag von 600.000,-- DM zusteht, muss er (sofern er nicht noch weiteres Vermögen erbt) keine Erbschaftsteuer zahlen. Sollten noch Kinder vorhanden sein, die ja ebenfalls erbberechtigt sind, erhält jedes Kind für seinen Erbteil einen Freibetrag von 400.000,-- DM.

Für Partner einer **eheähnlichen Lebensgemeinschaft** oder für sonstige Erben, die mit dem Verstorbenen nicht verwandt sind, wird das Erben leider besonders teuer, weil der Freibetrag von 10.000,-- DM vermutlich ziemlich schnell erreicht ist.

**Sie erhalten grundsätzlich einen zusätzlichen Freibetrag von 20.000,– DM ohne Nachweis für Trauerkleidung, Grabkauf, Bestattungskosten etc. und Steuerberatungskosten. Über diesen Betrag hinaus sind Sie nachweispflichtig.**

Im Erbschaftsteuergesetz ist noch eine Fülle von weiteren Steuerbefreiungen aufgeführt, bei weiterem Interesse lesen Sie bitte »Vererben & Erben«, Stiftung Warentest (siehe Literaturempfehlungen). Hier erfahren Sie auch Näheres über die einzelnen Regelungen für die Bewertung von Grundbesitz.

## Gesamtbewertung der Steuerlast

Wurde der gesamte Wert des Nachlasses ermittelt, so wird von der Steuerlast Folgendes wieder abgezogen:

- Schulden (siehe »Bankkonten«, Seite 94)
- Grundschulden (siehe Seite 99)
- Verbindlichkeiten aus Auflagen, Vermächtnissen, Pflichtteilsansprüchen (siehe auch Seite 84)
- Alle Kosten der Bestattung (siehe Seite 47)
- Kosten für die Abwicklung des Nachlasses (siehe »Nachlassverwaltung«, Seite 104)

Liegt der so errechnete Betrag unterhalb Ihrer Freigrenze, müssen Sie keine Erbschaftsteuer zahlen. Ansonsten sind je nach Steuerklasse und Vermögen zwischen 7 bis 50% Erbschaftsteuer fällig.

## 10.2 Einkommensteuer

Als Erbe werden Sie nicht nur zur Erbschaftsteuer veranschlagt, sondern Sie sind verpflichtet, die Einkommensteuererklärung des Verstorbenen beim Finanzamt einzureichen. Dabei wird das gesamte Einkommen des Verstorbenen bis zum Todestag berücksichtigt, wie zum Beispiel Gehaltsbezüge, Renten, Einkünfte aus Vermietung oder Verpachtung.

Sollte der Verstorbene in den letzten Jahren seiner Verpflichtung zur Einkommensteuererklärung nicht nachgekommen sein, wird das Finanzamt Sie als Erbe nun dazu auffordern. Wichtig ist es zunächst, dass Sie sich von der Bank des Verstorbenen deren »Mitteilung der Bank an das Finanzamt« in Kopie aushändigen lassen (siehe auch ⬍ Seite 101).

Wenn Sie bei dieser Angelegenheit unsicher sind oder Ihnen das gesamte Thema Steuererklärung über den Kopf wächst, übergeben Sie Ihre Unterlagen einem Steuerberater oder einer Steuerberaterin. Adressen mit der jeweiligen Spezialisierung der Steuerberater erhalten Sie über die Steuerberaterkammern und Verbände der steuerberatenden Berufe e.V.

### Gehaltsbezüge des Verstorbenen

Die Bezüge eines verstorbenen Menschen, und damit auch die Steuerverpflichtung, enden mit **Ablauf des Todestages.** Sollte über den Todestag hinaus das Gehalt des Verstorbenen weiter gezahlt werden, so wird dieses als **Einkommen der Erben** berücksichtigt. Als Erbe sind Sie nun verpflichtet, auf einer eigenen Lohnsteuerkarte die Bezüge des Verstorbenen als Ihr Einkommen eintragen zu lassen, dementsprechend zu versteuern und Sozialabgaben zu zahlen. Sollten Sie selbst in einem Arbeitsverhältnis stehen, so müssen Sie bei Ihrer Gemeinde die Ausstellung einer zweiten Lohnsteuerkarte beantragen und eine der beiden Steuerkarten beim Arbeitgeber des Verstorbenen abgeben (Näheres zur Änderung der Lohnsteuerklasse siehe Seite 168 ff.).

Selbst wenn Sie zum Beispiel als EhepartnerIn bisher nicht berufstätig waren, sind Sie nun verpflichtet, die Gehaltsbezüge des Verstorbenen auf Ihrer Lohnsteuerkarte eintragen zu lassen. Als Witwe oder Witwer haben Sie aber den Vorteil, dass Sie in der günstigen Lohnsteuerklasse III eingestuft werden können. Zu diesem Zweck lassen Sie bei Ihrer Gemeinde die Steuerklasse III auf Ihrer Lohnsteuerkarte eintragen. Anschließend bringen Sie diese Karte zum Arbeitgeber des Verstorbenen. Für die Zeit des Gehaltsbezugs werden nun Lohnsteuer und Sozialversicherungsbeiträge für Sie abgeführt.

Sollte der oder die Verstorbene **Freibeträge** in der Lohnsteuerkarte eingetragen haben, so werden diese auch bei der weiteren Gehaltszahlung an die Erben berücksichtigt. Gleiches gilt für **Kinderfreibeträge**: Beim Tod Ihres Kindes und damit Wegfall eventueller Anspruchsvoraussetzungen für ein Kind ist es nicht erforderlich, den Kinderfreibetrag auf Ihrer Lohnsteuerkarte entfernen zu lassen. Der Kinderfreibetrag wird Ihnen noch bis zum Ablauf des Kalenderjahres gewährt.

## Steuererklärung

Die Lohnsteuertabelle geht davon aus, dass die Bezüge während des gesamten Jahres gleich hoch bleiben. Das trifft aber nicht mehr zu, wenn ein Arbeitnehmer stirbt. Deshalb muss in einem solchen Fall die Einkommensteuererklärung in aller Regel auch zu einer Einkommensteuererstattung führen.

Die Steuererklärung kann von Erben, die nicht mit dem oder der Verstorbenen verheiratet waren, direkt nach dem Todesfall beantragt werden. Anders sieht es bei der Einkommensteuererklärung von Ehepartnern aus. Wenn ein Ehepartner stirbt, wird die Witwe oder der Witwer im Todesjahr und im darauf folgenden Jahr noch gemeinsam mit dem oder der Verstorbenen veranlagt. Da die Einkünfte des überlebenden Ehepartners für das laufende Jahr noch nicht absehbar sind, kann die Einkommensteuererklärung frühestens nach Ablauf des Kalenderjahres eingereicht werden, in welchem der Todestag liegt. Grundsätzlich werden bei der Einkommensteuererklärung die Gehaltsbezüge des verstorbenen Menschen als Hinterbliebenenbezüge behandelt. Hier kann ein Freibetrag in Höhe von 720,-- DM jährlich angesetzt werden.

Wenn der oder die Verstorbene im Rentenbezug stand, wird die Rente als Einkommen bewertet, welches ebenfalls einkommensteuerpflichtig ist. Die Grundfreibeträge sind relativ hoch, so dass hier vermutlich keine Einkommensteuer anfällt. Als jüngerer Hinterbliebener, oder wenn Sie auch noch andere Einkünfte haben, werden die Rentenbezüge bis maximal 73 % versteuert. Je nachdem, ob der Verstorbene seiner Steuerverpflichtung in den letzten Jahren nachgekommen ist, werden die Erben vom Finanzamt auch bei einem Rentenbezug zur Steuererklärung aufgefordert.

## Änderung der Lohnsteuerklasse

Die Änderung der Steuerklasse ist jeweils dann interessant, wenn Sie als Witwe oder Witwer in einem Arbeitsverhältnis stehen.

Wie bereits oben erwähnt, werden Ehepartner im Todesjahr und im darauf folgenden Jahr gemeinsam veranlagt. Für diese Zeit haben Sie als überlebender Ehepartner die Möglichkeit, in der günstigen Steuerklasse III eingestuft zu werden (gilt nicht, wenn Sie dauerhaft getrennt bzw. am Todestag im Ausland gelebt haben).

Bei eigener Berufstätigkeit müssen Sie jedoch eine zweite Lohnsteuerkarte beantragen, die grundsätzlich auf die ungünstige Steuerklasse VI ausgestellt wird. Welche Steuerkarte Sie bei welchem Arbeitgeber abgeben, ist Ihnen freigestellt. Jedoch sollte die Steuerkarte mit dem Eintrag der Steuerklasse III stets demjenigen Arbeitgeber vorgelegt werden, bei dem der höhere Verdienst erzielt wird.

*Beispiel:*

Herr und Frau Stromer sind beide berufstätig. Da der Verdienst von Herrn Stromer entschieden höher liegt, wählt das Ehepaar die günstige Lohnsteuerklasse III für Herrn Stromer und die ungünstige Lohnsteuerklasse V für Frau Stromer. Als Herr Stromer verstirbt, zahlt dessen Arbeitgeber noch für drei Monate Gehalt. Frau Stromer muss nun bei der Gemeindeverwaltung die Ausstellung einer zweiten Lohnsteuerkarte beantragen.

Bis zum Ende der Gehaltszahlung ist für Frau Stromer folgende Vorgehensweise sinnvoll: Da Herr Stromer das höhere Gehalt bezog, gibt Sie bei dessen Arbeitgeber die Steuerkarte der Steuerklasse III ab. Bei ihrem eigenen Arbeitgeber tauscht sie die bisherige Steuerkarte der Klasse V gegen die neue Steuerkarte der Klasse VI aus. Nach Beendigung der Gehaltszahlung erhält sie die Steuerkarte mit der Steuerklasse III vom Arbeitgeber ihres Mannes zurück. Nun kann sie diese Steuerkarte bei ihrem eigenen Arbeitgeber gegen die ungünstige Steuerklasse VI eintauschen. In der Steuerklasse III kann Frau Stromer im Todesjahr und im darauf folgenden Jahr verbleiben.

**Zwecks Lohnsteuerklassenänderung sollten Sie Ihre Lohnsteuerkarte von Ihrem Arbeitgeber einfordern. Unter Vorlage einer Sterbeurkunde können Sie bei Ihrer Gemeinde bis zum 30. November eines Jahres eine Änderung in die Steuerklasse III vornehmen lassen.**

Selbst wenn Sie als hinterbliebener Ehepartner nicht berufstätig sind, so besitzen Sie trotzdem eine Lohnsteuerkarte. Auf dieser Lohnsteuerkarte lassen Sie bei Ihrer Gemeinde die Steuerklasse III eintragen und bringen sie dem Arbeitgeber Ihres verstorbenen Partners. Die Gehaltsbezüge Ihres Ehepartners werden nun wie Ihr Einkommen behandelt.

# V Vom Trauern

Einen geliebten Menschen zu verlieren löst häufig einen sehr tiefen Schmerz aus. Dieser ist Ausdruck der seelischen Wunde in Ihrem Herzen – so als sei dort ein Teil von Ihnen herausgerissen worden und mit dem Toten gestorben. Ihre Wunde muss heilen und diese Heilung benötigt Zeit. Die Einnahme von Medikamenten, Schmerz- oder Betäubungsmitteln wird die Wunde nicht schließen. Tatsächlich haben viele Menschen vergessen, dass sie die Möglichkeit der Heilung schon in sich tragen, nämlich durch die uns allen mitgegebene Fähigkeit zu trauern. Das Trauern ist die Möglichkeit, unerträglichen Schmerz angemessen auszudrücken. Auch wenn Sie es sich im Moment überhaupt nicht vorstellen können, wird Ihre Wunde irgendwann aufhören zu bluten und sich schließen. Das, was bleibt, ist eine Narbe an Ihrem Herzen, aber Sie können lernen, mit dieser Narbe zu leben.

Weil Menschen verschieden sind, zeigt jeder – auch Sie – auf ganz eigene Art und Weise seine Trauer. Und es kann sein, dass Sie sich inmitten des Geschehens plötzlich nicht mehr wieder erkennen. Sie verhalten sich auf eine Art und Weise, die Ihnen selbst fremd ist. Vielleicht sind Sie besonders empfindsam, ängstlich, misstrauisch oder unfreundlich und legen Verhaltensweisen an den Tag, die nichts mit Ihrem bisherigen Selbstbild zu tun haben. Ihr Denken und Ihre Beziehungen zu anderen Menschen können sich ebenso verändern wie Ihr Körper, der möglicherweise nicht mehr so funktioniert, wie Sie es gewohnt sind. Trauer kann den Menschen in seiner Ganzheit erfassen, weil nichts mehr so ist, wie es mal war. Ich möchte Sie dazu ermutigen, Ihre Trauer nicht als Feind, sondern als guten Freund in der Not zu betrachten. Auf diesem Weg kann es sehr hilfreich sein, wenn Sie sich selbst verstehen und lernen, sich mit Ihrer Trauer anzunehmen.

Nicht gelebte Trauer verschwindet nicht, selbst wenn Sie Ihre Gefühle in einem separaten Raum in Ihrem Herzen einmauern. Denn leider werden Sie damit auch andere, angenehme Gefühle, wie zum Beispiel Lebensfreude, mit einschließen. Viele Betroffene, die ihre Trauer unter Verschluss halten, fühlen sich deshalb wie lebendig begraben. Die wunde Seele hat somit keine Heilungschancen, weil ihr die nötige Sonne, das Licht und die Wärme fehlen. An diesem Umgang mit Ihrer Trauer können Sie nicht nur seelisch und körperlich krank werden, sondern bei einem weiteren Verlust in Ihrem Leben wird wahrscheinlich die alte Wunde aufbrechen, und die vielen mühsam unterdrückten Gefühle holen Sie wieder ein.

Das Trauern ist eine starke Kraft, die Ihnen dabei helfen wird – so unvorstellbar es im Moment auch sein mag – irgendwann wieder zu lachen und Freude zu empfinden, ohne den Verstorbenen vergessen zu müssen.

# 1 Trauer heute

Tod, Trauer und Sterben gehören noch immer zu den gesellschaftlichen Tabuthemen. Obwohl Abschiede unser Leben ständig begleiten (von der Jugend, der Gesundheit, der Heimat oder anderen Menschen), lösen die damit einhergehenden Trauergefühle nicht nur bei den Betroffenen, sondern auch bei der Umwelt große Berührungsängste aus. Als Trauernde/r werden Sie vermutlich auch die Hilflosigkeit Ihrer Mitmenschen erleben. Vielleicht machen Sie gerade die Erfahrung, dass selbst nahe Freunde Ihnen plötzlich aus dem Weg gehen oder Ihnen gut gemeinten Trost zusprechen wollen wie »Die Zeit heilt alle Wunden«, »Du bist noch jung, du kannst ein neues Kind bekommen«, »Auch in deinem Leben wird es noch einen anderen Mann geben« oder »Du hast ja wenigstens noch dein Kind, ich war damals ganz allein« und so fort. Selten ist die Motivation für dieses Verhalten, Sie zu kränken. Vielmehr drückt sich hier ein Unvermögen des anderen aus, nämlich die Angst, mit den starken Gefühlen der Trauer oder mit seiner eigenen Sterblichkeit konfrontiert zu werden. Manche Menschen sind auch so entsetzt über die Vorstellung, selbst einen geliebten Menschen verlieren zu können, dass Sie Ihrem Schmerz aus dem Weg gehen.

In einem Zeitalter, in der durch medizinische Errungenschaften viele Krankheiten geheilt werden, entsteht leicht die Illusion der Unsterblichkeit. Die Konfrontation mit Trauer, Tod und Sterben ist dann eine Bedrohung für das vorgefertigte Weltbild. Unvorhergesehenes, auf das der Mensch keinen Einfluss hat, soll und darf es nicht geben.

Trotz des gesellschaftlichen Tabus wird der Ruf nach einem angemessenen Umgang mit Trauer und Tod lauter. Neben der immer größer werden Zahl an Literatur zu diesen Themen gibt es inzwischen zahlreiche Organisationen, Vereine und Berufsverbände, die einen angemessenen Umgang mit Trauer, Tod und Sterben fordern. Für die Zukunft lässt das auf eine Veränderung in Richtung Enttabuisierung hoffen, auf eine Gesellschaft, die Trauernde aushalten kann und ihnen angemessene Unterstützung anbietet.

## 2 Trauer – was ist das eigentlich?

Trauer umfasst eine ganze Bandbreite an sehr unterschiedlichen Gefühlen. Diese kann von Schmerz und dem Gefühl, dass ein Teil von Ihnen gestorben ist, über Hilflosigkeit, Angst, Ohnmacht und Erstarrung bis hin zur Wut und Verbitterung reichen. Trauer drückt jeder Mensch auf seine ganz individuelle Art und Weise aus. Neben Weinen, Schreien und Klagen spüren Sie vermutlich auch körperlich, dass Sie aus dem Gleichgewicht geraten sind. Mit Schlaf- und Konzentrationsstörungen, Essstörungen, Rücken-, Kopf-, Bauch- und Herzschmerzen reagiert Ihr Körper auf den Verlust.

Es kann auch sein, dass Sie – wie erwähnt – plötzlich ungewohnt aggressiv und unfreundlich zu Ihren Mitmenschen sind. Vielleicht ertappen Sie sich bei Selbstgesprächen mit dem Toten oder decken grundsätzlich den Abendbrottisch für sie oder ihn mit. Es kann auch sein, dass Sie an jene Orte fahren, die Sie mit dem Verstorbenen verbinden, oder dass Sie in dessen Bett schlafen und sein Nachtzeug tragen. Viele Menschen träumen nachts von ihrem geliebten Menschen oder stellen sich in Tagträumen immer wieder vor, dass er oder sie zurückkäme.

Es wird bestimmt auch Zeiten geben, in denen Sie das Bedürfnis verspüren sich zurückzuziehen, mit niemandem zu reden und die Musik zu hören, die Sie an den oder die Verstorbene erinnert. Vielleicht putzen Sie täglich den Schreibtisch des Verstorbenen und legen alles genau so wieder hin, wie er oder sie es hinterlassen hat. Es ist möglich, dass Sie das Bedürfnis haben, ebenfalls zu sterben und mit ihm oder ihr das Grab zu teilen.

Es gibt jedoch auch Hinterbliebene, die nach einem Trauerfall plötzlich sehr aktiv werden, eine Weltreise buchen oder jeden Abend in die Disco gehen. Einige Menschen suchen ein Ventil in Sexualität und haben wechselnde Sexualpartner, obwohl das vor dem Todesfall gar nicht ihrem Verhalten entsprach. Menschen, die nach einem Todesfall mit »ungewöhnlichen« Verhaltensweisen auf den Verlust reagieren, oder auch Menschen, denen ihre Trauer äußerlich nicht anzumerken ist, sehen sich oft mit dem Vorwurf der Gefühllosigkeit konfrontiert. Dabei kann der Rückkehrschluss völlig falsch sein – vielleicht fühlt sich gerade der Weltreisende besonders wurzellos und verzweifelt.

Trauer ist mehr als traurig sein. Trauer umfasst die erwähnte breite Palette an Gefühlen und Verhaltensweisen, die jedoch starken Schwankungen unterliegen und sich minütlich ändern können. Viele Trauernde fechten einen harten Kampf zwischen Gefühl und Verstand aus. Während sich Ihr Gefühl in Träumen ausmalt, wie Ihr geliebter Mensch zurückkommt, sagt Ihr Verstand vermutlich: »Du bist verrückt, du weißt ganz genau, dass er tot ist und nie wiederkommen wird.« Beide haben Recht: Ihr Herz wünscht sich so sehr, dass der andere Sie nie verlassen hätte, und Ihr Verstand weiß, dass es kein Zurück gibt.

Werten Sie sich nicht ab – Ihre Seele geht zu Fuß und hat noch einen langen Weg vor sich, der mitten durch den Dschungel führt. Erst wenn Sie die durch die Trauer ausgelösten Gefühle durchlebt haben, können Sie da ankommen, wo Ihr Verstand schon ist.

Jeder Trauernde, der sich von einem geliebten Menschen verabschieden muss, macht dies nicht nur auf seine ganz eigene Art, sondern auch in seinem Tempo. Dennoch gibt es bestimmte Phasen der Trauer, die jeder durchläuft. Das Wissen um diese Trauerphasen kann Ihnen dabei helfen, Ihre Gefühle,

Verhaltensweisen und Reaktionen besser zu verstehen und das Geschehene irgendwann anzunehmen.

## 2.1 Trauerphasen

Die einzelnen Phasen der Trauerverarbeitung (wie sie Verena Kast beschreibt, siehe Literaturempfehlungen) sind:

### Die Phase von Schock und Verleugnung

Diese erste Reaktion nach Erhalt der Todesnachricht wird häufig mit Empfindungslosigkeit oder Erstarrung beschrieben. Manche Menschen reagieren auf den Schock auch mit einem Gefühlsausbruch. Äußerungen wie »Nein, das ist nicht wahr, ich glaube es nicht« sind Kennzeichen der Verleugnung. Der Schock und die Verleugnung helfen der Seele, das Unfassbare nicht in Ihr Bewusstsein dringen zu lassen. Erst wenn Sie dazu in der Lage sind, werden Sie langsam zulassen, dass ein wichtiger Mensch nicht mehr lebt. Ihre Seele kann zwischen einigen Tagen und mehreren Monaten für den Schock und die Verleugnung benötigen.

### Die Phase der aufbrechenden Gefühle

Der Phase der Empfindungslosigkeit folgt die Phase der aufbrechenden Emotionen. Hier wechseln sich Gefühle ab – von Schuld und Zorn, von Verzweiflung und Ruhelosigkeit, Konzentrationsstörungen und körperlichen Symptomen, Angst und Hilflosigkeit mit Phasen tiefer Niedergeschlagenheit. Welches Gefühl bei Ihnen im Vordergrund steht, hängt vor allem von Ihrer Mentalität und von den Umständen des Todesfalls ab. So löst zum Beispiel der Tod eines Kindes bei den Eltern oft Schuldgefühle aus, während der Verlust des Partners häufig

Schuldzuweisungen auf Ärzte oder andere Personen nach sich zieht.

Viele Trauernde empfinden zudem Zorn auf den Verstorbenen, weil er sie verlassen hat oder mit seinem Lebenswandel zum Tod unmittelbar beigetragen hat. Je nachdem, in welcher Beziehung Sie zum verstorbenen Menschen standen, kann diese Phase bis zu zwei Jahren anhalten.

### Die Phase des Suchens und Trennens

Trauernde suchen den Verstorbenen oft im Zwiegespräch oder in gewohnten Handlungen, indem sie beispielsweise den Tisch für ihn oder sie mitdecken. Diese stete Erinnerung an den Toten kann sehr tröstlich sein.

Die Begegnung mit dem anderen dient der Auseinandersetzung und damit der Verarbeitung des Verlustes. Gerade bei Tagträumen mit dem Thema »Wie wäre es gewesen, wenn …« wird der Verstorbene zwar gesucht und gefunden, aber beim Aufwachen aus dem Traum macht sich die nüchterne Realität sehr schmerzlich bewusst und löst das gewohnte Chaos an Gefühlen aus. Dieses Wechselbad der Gefühle bereitet Sie langsam darauf vor, den Verlust zu akzeptieren und ein Leben ohne den Verstorbenen führen zu können.

Die Phase des Suchens und Trennens kann Wochen oder Jahre dauern. Je mehr Möglichkeiten Sie haben, Ihre Gefühle auszudrücken, umso eher verlieren sie an Intensität

### Die Phase des neuen Selbst- und Weltbezugs

Diese Phase ist durch die Akzeptanz des Verlustes gekennzeichnet. An die Stelle von Gewohnheiten, die mit dem Verstorbenen geteilt wurden, tritt nun ein eigener Lebensrhythmus. Gerade in dieser, manchmal euphorischen Phase werden

Trauernde sehr wahrscheinlich immer wieder völlig unvermutete Rückfälle (siehe Seite 201) in Form von Zweifel und Hoffnungslosigkeit erleben.

Die beschriebenen Trauerphasen können sich wiederholen, miteinander vermischen oder in anderer Reihenfolge gelebt werden. Wenn Ihre Wunde heilen soll und Sie sich irgendwann wieder ein eigenes Leben aufbauen möchten, ist es unerlässlich, alle Phasen zu durchleben.

## 2.2 »Hätte ich doch ...«

»Hätte ich ihm doch von der Operation abgeraten ...«, »Hätte ich mein Kind wie immer vom Kindergarten abgeholt, würde es jetzt noch leben ...«, »Wenn ich meine Frau nicht gebeten hätte, mich abzuholen, wäre sie nicht bei einem Verkehrsunfall gestorben ...«, »Hätte doch der Arzt/das Krankenhaus die richtige Diagnose gestellt ...«, »Hätte ich mich doch wenigstens von ihm verabschiedet ...«.

Schuldvorwürfe sind meist umso stärker, je plötzlicher der Tod eingetreten ist. Ein Grund liegt darin, dass Sie bei dem plötzlichen Tod keine Möglichkeit des letzten Abschieds hatten und Sie dem Verstorbenen nicht mehr sagen oder zeigen konnten, dass Sie ihn lieben.

Auch Hinterbliebene von Menschen, die sich selbst getötet haben, oder Eltern, deren Kind verstarb, werfen sich häufig dieses »Hätte ich doch ...« vor. Es ist tatsächlich besonders schwer, sich der Ohnmacht zu stellen, dass Sie den Tod Ihres geliebten Menschen nicht verhindern konnten.

Je früher ein Mensch verstirbt, desto eher geben sich die Zurückbleibenden die Schuld. Das mag auch damit zusammenhängen, dass ein Tod vor der Zeit besonders unbegreiflich ist.

Viele Trauernde, die der Meinung sind, dass sie die Verantwortung für den Tod des geliebten Menschen tragen, erleben immer wieder den »Film vom Sterben«. Dies sind Phantasien darüber, wie der oder die Verstorbene zu Tode gekommen ist. Der Filmablauf ist variabel, und meist spielen die Hinterbliebenen eine zentrale Rolle, indem sie den Tod verhindern. Die Vorstellung ist tröstlich, auch wenn Sie anschließend das Bewusstsein für die harte Realität wieder einholt (siehe auch »Die Phase des Suchens und Trennens«, Seite 177).

Es ist wenig hilfreich, wenn Sie selbst versuchen, sich Ihre Schuldgefühle zu verbieten, oder andere sie Ihnen verbieten wollen, viel wichtiger ist es, sie erst einmal auszudrücken (siehe auch Seite 174 ff.) und möglichst viel über Ihre »Schuld« zu sprechen.

Irgendwann können Ihre Schuldgefühle oder die Schuldzuweisungen Sie in Ihrer Verabschiedung behindern. Dann ist es wichtig und sinnvoll, sich selbst und anderen gegenüber Verzeihen zu lernen.

## 2.3 Warum?

Der Verlust eines geliebten Menschen löst bei den meisten Hinterbliebenen eine Sinnkrise aus. Das Hadern mit dem Schicksal und mit Gott zieht häufig folgende Fragen nach sich: »Woran orientiere ich mich?«, »Glaube ich an Gott, der mir meine Frau/mein Kind genommen hat?«, »Will mich eine höhere Macht für etwas bestrafen?«, »Bin ich so ein schrecklicher Mensch, dass ich mit diesem Verlust leben muss?«, »Gibt es ein Schicksal, und warum hat es ausgerechnet mich ausgesucht?«, »Warum bekommt meine Nachbarin nun ihr fünftes Kind, während ich mein einziges verloren habe?«, »Welchen Sinn hat mein Leben?«.

Als Mensch mit Vertrauen in das Leben oder auch als gläubiger Mensch spüren Sie vielleicht, dass auch dieses schmerzhafte Erlebnis einen Sinn hat, selbst wenn Sie ihn jetzt noch nicht verstehen. Das Wissen um einen Sinn kann sehr tröstend und beruhigend sein, auch wenn damit Ihre Warum-Frage nicht beantwortet ist. Durch diese unbeantwortete Frage sind aber gerade viele gläubige Menschen nach einem Todesfall in ihrem Glauben tief erschüttert. Die Erfahrung, dass Ihr tragender Glaube nun in der Gegenwart keinen Trost mehr gibt, kann Ohnmachtsgefühle und Wut auslösen.

Unabhängig davon, ob Sie gläubig oder nichtgläubig sind: Keine Antwort auf die Warum-Frage zu finden kann tiefe Verzweiflung auslösen. Wenn Sie durch einen schweren Verlust in Ihrem Zentrum getroffen sind und Ihr ganzes Sein in Frage gestellt ist, dann geht es nicht mehr um Äußerlichkeiten. Für viele Trauernde verlieren Geld oder Ansehen eine Zeit lang jegliche Bedeutung. Sie beschäftigen sich mit wichtigeren Dingen und suchen nach einem Sinn, einem Zusammenhang und nach einer Lebensphilosophie.

Ihre Trauer kann eine spirituelle Krise auslösen, in der es darum geht, sich den Kreislauf von Leben und Sterben bewusst zu machen und – das ist der schwerste Teil der Aufgabe – ihn irgendwann zu akzeptieren. Solch eine spirituelle Krise bedeutet nicht Ihren Untergang, sondern ist vielmehr ein Teil Ihrer Trauer. Und die Fähigkeit, die Belastung des Trauerns auszuhalten, trägt *jeder Mensch* in sich. Wenn Sie irgendwann Ihrem Leben wieder eine Bedeutung gegeben haben und auch in den schmerzhaften Erlebnissen einen Sinn erkennen, werden Sie wahrscheinlich gestärkter und reifer sein, als sie es jemals waren.

## 2.4 Wut und Zorn

Der Tod eines Nahestehenden kann die Hinterbliebenen tief erschüttern. Lebenspläne, Wünsche und Hoffnungen für die Zukunft müssen plötzlich begraben werden. Vielleicht freuten Sie sich auf die Einschulung Ihres Kindes, hatten gerade ein Haus zusammen mit Ihrem Ehepartner gekauft oder planten eine lang ersehnte Reise mit Ihrer Lebenspartnerin. »Und nun soll das alles nicht mehr sein?«

Dieses plötzliche Abgeschnittensein von Ihrem bisherigen Leben löst Wut und Zorn aus. Zorn auf die lachenden Paare, die im sonnigen Straßencafé turteln, Wut auf die Eltern, die drei Kinder haben, obwohl ihnen eins schon zu viel ist, Zorn auf die Ärzte, die eine falsche Behandlung wählten, und eine unbändige Wut, die besonders schwer zuzulassen ist – die Wut auf den Verstorbenen. »Wie konnte sie mich gerade jetzt allein lassen, wo ich sie doch so brauche?« »Ich habe ihm immer wieder gesagt, er soll nicht so schnell Motorrad fahren, wieso hat er nie auf mich gehört? Stattdessen sitze ich jetzt hier, im finanziellen Chaos und mit zwei kleinen Kindern, die keinen Vater mehr haben!«

Wut und Zorn sind notwendige Gefühle der Trauer. Während die depressiven Phasen wichtige Begleiter in der Trauerzeit sind, um zu weinen und zur Ruhe zu kommen, helfen Ihnen Wut und Zorn dabei, sich lebendiger zu fühlen.

Gesunde Ausdrucksmöglichkeiten für Ihren Zorn zu finden ist besonders schwer – ist es doch nicht erlaubt, einem Toten Schlechtes nachzusagen und wütend auf ihn oder sie zu sein. »Mein geliebter Mensch hat den Tod nicht gewünscht, also habe ich nicht das Recht, zornig zu sein.« Sie sind verlassen worden, gegen Ihren Willen, und selbst wenn der Verstorbene sich nicht gewünscht hat zu gehen, so bleiben Sie allein zurück. Versuchen Sie, Ihre Wut zu spüren, sie als wichtiges und heilendes Gefühl zu betrachten, welches nach Ausdruck schreit (siehe auch Seite 174 ff.).

# 3 Trauern – wie geht das?

Wer unter seelischem Druck steht, braucht Ausdrucksmöglichkeiten für seine Gefühle. Die gebräuchlichste Form ist dabei das Reden, aber nicht jeder Mensch redet gern, und gerade trauernde Menschen fühlen sich oft sprachlos. Selbst wenn Sie ein Redebedürfnis verspüren, kann es Ihnen (wie vielen anderen Trauernden auch) passieren, dass Ihre Umwelt meint, nun müssten Sie auch mal wieder aufhören, immer wieder vom Verstorbenen zu sprechen, und sich endlich dem wahren Leben zuwenden. Vielleicht können diese Menschen nicht verstehen, dass Ihr reales Leben im Moment die Erinnerung an Ihren Verstorbenen bedeutet und dass der Rest der Welt für Sie so unwichtig ist wie niemals zuvor.

Lassen Sie sich nicht entmutigen: Für die Verarbeitung eines Verlustes ist es notwendig, darüber zu sprechen und sich immer wieder zu erinnern. Auch in Ihrer Umgebung wird es Menschen geben, die das verstehen und aushalten können. Vielleicht sind dies Menschen, an die Sie bisher noch gar nicht gedacht haben, zum Beispiel eine Nachbarin, mit der Sie nie Kontakt hatten, die sich aber als besonders aufmerksam und verständnisvoll erweist. Sie können auch die Möglichkeit nutzen, sich einer Selbsthilfegruppe oder einer Trauergruppe anzuschließen (siehe Seite 197 ff.). Hier werden Sie andere Betroffene kennen lernen, die ähnliche Erfahrungen gemacht haben und Ihre Bedürfnisse nachempfinden können.

## 3.1 Kreative Ausdrucksmöglichkeiten

Neben dem Reden gibt es noch eine Fülle anderer Möglichkeiten, um Ihre Gefühle auszudrücken. Viele Trauernde, die ich auf ihrem Weg begleitet habe, erlebten das **Schreiben** als besonders heilsam. Einige verfassten Tagebücher, brachten ihre Beziehungsgeschichte zu Papier, andere schrieben Briefe oder Gedichte. Vielleicht sagen Sie sich jetzt: »Das kann ich nicht« und hegen dabei vermutlich den Anspruch, besonders kunstvolle Gedichte zu schreiben oder stilistisch perfekte Tagebücher zu verfassen. Das Schreiben ist letztlich nur für Sie selbst bestimmt. Wenn Sie es nicht wünschen, braucht es niemand außer Ihnen zu lesen. Aber für Sie können Ihre geschriebenen Worte heilende Wirkung haben, weil sie Ihnen dabei helfen, das Unfassbare fassbar zu machen.

Gleiches gilt für **Malen, Töpfern oder andere handwerkliche Tätigkeiten.** Jeder Mensch kann malen oder töpfern, doch erwarten Sie nicht von sich, dass Sie sofort oder später Ausstellungsstücke produzieren. Denn nicht die Perfektion des Produkts ist von Bedeutung, sondern entscheidend ist vielmehr, dass Sie die Tätigkeiten als Hilfsmittel benutzen, um Ihren Gefühlen Ausdruck zu verleihen.

Vielleicht hat auch **Musik** auf Ihrem Trauerweg eine sehr befreiende Wirkung. Selbst zu musizieren, Töne für seine Gefühle zu finden oder zu singen kann zu einer sehr wichtigen Ausdrucksform der Trauer werden. Viele bekannte und kreative Musikwerke sind in der Vergangenheit in Phasen großer Trauer entstanden. Das Hören von Musik kann zugleich schmerzhaft und tröstend sein, denn Musik, die Sie mit dem Verstorbenen verbunden hat, wird Erinnerungen heraufbeschwören. Stellen Sie sich den Gefühlen – sie werden merken, dass es Ihnen anschließend besser geht.

Die Begegnung mit der **Natur** wird Sie dabei unterstützen, sich mehr mit der Welt verbunden zu fühlen. Bei Spaziergängen durch Wald und Flur können schwere Gedanken und Gefühle leichter werden. Grundsätzlich wird Ihnen Bewegung gut tun. Denn die Lähmung und die Starre, die viele Trauernde empfinden, können auf diese Weise gelöst werden. Auch wenn es Ihnen sehr schwer fällt, sich in Bewegung zu setzen – Tänze oder Wanderungen sind gute Möglichkeiten, um einen Teil Ihrer Anspannung und Unruhe zu bewältigen.

Vielleicht fallen Ihnen noch ganz andere Möglichkeiten ein, die Ihren Trauerweg erleichtern. Wichtig ist es nur, dass Sie sich trauen, Neues auszuprobieren, um Ihren Gefühlen einen angemessenen Platz zu geben.

## 3.2 Symbole und Rituale

Lassen Sie sich nicht von der Bezeichnung **Ritual** abschrecken. Mit Ritualen sind hier wiederkehrende Alltagsbegebenheiten gemeint – Gewohnheiten mit dem Verstorbenen, die Sie plötzlich schmerzlich vermissen. Vielleicht haben Sie mit Ihrem geliebten Menschen jeden Abend zusammen gegessen und dabei den Tag besprochen. Oder Sie waren gemeinsam zu einem festen Zeitpunkt sportlich aktiv, haben sich mit Freunden getroffen und sind ins Kino gegangen. Vielleicht sind Sie es auch gewohnt, dass Ihr geliebter Mensch immer zu einer bestimmten Zeit nach Hause kam, und jetzt warten Sie täglich auf das Klicken des Schlüssels in der Wohnungstür. Von großer (und angstvoller) Bedeutung sind für viele Trauernde auch Sonntage, Geburtstage, Weihnachten und Silvester, weil Sie Schmerz und Erinnerung hervorrufen.

In einer Zeit, in der Sie sich orientierungs-, schutz- und haltlos fühlen, brauchen Sie neue Rituale, die Ihrer jetzigen

Lebenssituation angemessen sind. Vielleicht können Sie am Geburtstag des verstorbenen Menschen Freunde einladen und einen Geburtstag zelebrieren, an dem alle Beteiligten von ihren Erinnerungen an den Toten erzählen. Es ist grundsätzlich sinnvoll, an den bedeutenden Tagen nicht allein zu sein.

Eine weitere heilende Möglichkeit kann darin bestehen, jeden Abend zur gewohnten Abendbrotzeit eine »Trauerstunde« einzulegen. Sie können in Ihrer Wohnung auch einen »Traueraltar« aufbauen, mit Kerzen, Räucherstäbchen, Erinnerungsgegenständen, schönen Blumen und einem Bild des Verstorbenen. Nehmen Sie sich die Zeit zu weinen und schlucken Sie Ihre Tränen nicht hinunter. Sie haben allen Grund zu klagen und traurig zu sein. Wenn Sie in Ihrer »Trauerstunde« Musik auflegen, werden Sie sich Ihrem geliebten Menschen sehr nahe fühlen. In dieser Zeit können Sie dem Verstorbenen auch von Ihrem Tag erzählen, andere Menschen tun das am Grab.

Wenn Sie irgendwann eine Bereitschaft in sich spüren, den Traueraltar wieder abzubauen, können **Symbole** hilfreich sein, wie beispielsweise einen Brief mit der Überschrift »Was ich dir noch sagen wollte« schreiben und ihn in einer feierlichen Zeremonie dem Feuer übergeben.

Entwickeln Sie Ihre eigenen Symbole und Rituale. Tun Sie das, was Ihnen richtig erscheint, denn auch jahrelange Erinnerungsrituale sind *kein* Anzeichen für eine verschleppte Trauer (siehe auch Seite 200) oder dafür, dass Sie unangemessen verrückt reagieren, ganz im Gegenteil – es wird Ihnen ganz allmählich dabei helfen, das Unfassbare zu begreifen.

# 4 Verschiedene Verluste

Es gibt keinen Tod, der schwerer wiegt als der andere. Entscheidend bei der Auswirkung des Todes auf Ihr Leben sind Ihre Persönlichkeit, die Beziehung zum Verstorbenen, die Art des Todes, Ihre finanzielle Situation, Ihr Gesundheitszustand, Ihr Alter, Ihr Glaube, die Unterstützung durch andere Menschen etc. Deshalb lässt sich nicht sagen, dass der Tod eines Ehepartners schwerer wiegt als der eines Freundes. Der Tod eines Menschen kann für die Hinterbliebenen völlig unterschiedliche Auswirkungen haben und hängt ganz entscheidend von Art und Intensität der Beziehung zum Verstorbenen ab.

Die Umwelt sieht dies meist nicht so differenziert und reagiert daher beispielsweise auf eine Witwe, die nach dem Tod ihres dominanten Mannes eine Befreiung erlebt, aufblüht und unternehmungslustig wird, eher mit Empörung und Missbilligung.

In welcher Situation auch immer Sie sein mögen – es geht nicht darum zu bewerten, ob eine Trauerreaktion besser ist als die andere, sondern vielmehr um den angemessen Ausdruck Ihrer Gefühle.

## 4.1 Der langsame, schleichende Tod

Wenn sich der Tod in Form einer Erkrankung ankündigt und Sie wissen, dass Ihr geliebter Mensch sterben wird, sind Sie vermutlich einem Wechselbad der Gefühle ausgesetzt. Angefangen bei dem Wunsch, noch möglichst viel für sie oder ihn tun zu können, bis hin zur Verdrängung des nahen Todes. Auch das Bedürfnis, dass es endlich vorbei sein möge, weil die Belastung kaum noch auszuhalten ist, ist Teil dieses Wechselbades. Viele Hinterbliebene schämen sich später für diesen Wunsch und quälen sich mit Vorwürfen: »Hätte ich doch ...« (siehe auch Seite 178 f.). Befinden Sie sich in der Situation einer Sterbebegleitung, kann es hilfreich sein, sich bei dieser schweren Aufgabe von professionellen oder ehrenamtlichen Helfern der Sterbebegleitung (Adressen siehe Anhang) unterstützen zu lassen.

Selbst wenn Sie vom nahen Tod wussten, bedeutet das nicht zwangsläufig, dass Sie auch darauf vorbereitet waren. Vielleicht haben Sie so fest an eine Heilung geglaubt, dass der Tod Sie unvorbereitet getroffen hat.

Die Trauerreaktionen nach einer Krankheit sind sehr verschieden. Sie beinhalten die gesamte Bandbreite der bereits geschilderten Gefühle, und manchmal dominiert die Erleichterung darüber, dass der oder die Verstorbene nun nicht mehr leiden muss. Auch Hinterbliebene, die sich bis an ihre Belastungsgrenzen verausgabt haben, sind oft erleichtert, dass es vorbei ist. Wenn Sie die Möglichkeit hatten, sich von Ihrem geliebten Menschen zu verabschieden, dann kann das Ihren Trauerprozess positiv beeinflussen. Vor allem dann, wenn alles gesagt wurde, was Ihnen und dem Verstorbenen von Bedeutung war.

## 4.2. Der erwartete Tod

Bei älteren Menschen wissen alle Beteiligten, dass sie die Erde irgendwann verlassen müssen. Nur wenige Menschen beschäftigen sich jedoch vor der Zeit damit, welche Bedeutung beispielsweise der Tod der Eltern oder Großeltern für das eigene Leben haben kann. »Ich weiß doch, dass sie irgendwann sterben müssen. So ist der Lauf der Dinge.« Umso entsetzter können zum Beispiel erwachsene Kinder sein, wenn Sie plötzlich feststellen, dass sie durch den Tod eines Elternteils tief erschüttert werden, obwohl sie seit Jahren oder sogar Jahrzehnten ein autonomes Leben führen. Selbst wenn sie sich verabschiedet haben und den Eltern sagen konnten, was sie ihnen bedeuten, kann der Tod der Eltern das Gefühl auslösen, die eigene Vergangenheit verloren zu haben.

Eltern sind häufig unbewusst der Inbegriff für Heimat, Kindheit, Sicherheit und auch für unverarbeitete Konflikte: Sterben Ihre Eltern und Sie verband kein gutes Verhältnis, so werden Sie von Ihrer Betroffenheit vermutlich überrascht sein. Dies mag vielleicht darin begründet liegen, dass Sie unverarbeitete Kindheitserlebnisse in sich tragen, die nun beim Tod der Eltern aufbrechen. Auch wenn Sie Aufträge von Ihren Eltern erhielten, wie beispielsweise sich nach dem Tod des Vaters um die Mutter zu kümmern, oder wenn wichtige Angelegenheiten unbesprochen blieben, können Sie unbewusst noch stark im Sinne des Verstorbenen handeln, was Ihr eigenes Leben und Ihre Trauer behindern kann.

Grundsätzlich ersetzt das Wissen um den Tod eines nahen Menschen nicht die Trauergefühle. Es ist auch nicht möglich, sich mit dem Verstand auf einen Verlust vorzubereiten. In solchen Fällen trifft die erwartete Trauer völlig unerwartet. Beim Tod älterer Menschen sind Sie vielleicht auch dem Unverständnis der Mitmenschen ausgesetzt: »Du wusstest doch, dass er/sie sterben würde.« »Er/sie hat doch ein erfülltes Leben gehabt.« Ja, Sie wussten es, aber es ändert nichts daran, dass Sie einen wertvollen Menschen verloren haben.

## 4.3 Der plötzliche Tod

Tritt der Tod plötzlich und unerwartet ein, dann haben Sie keine Möglichkeit der Verabschiedung. Dies ist besonders schwer auszuhalten, wenn Sie vielleicht im Streit auseinander gegangen sind. Der plötzliche Tod wirft häufig starke Schuldgefühle auf (siehe auch Seite 178 f.).

Gerade beim **plötzlichen Säuglingstod** quälen sich die Eltern sehr oft mit Schuldvorwürfen. Hier kann es auch zu gegenseitigen Schuldzuweisungen kommen: »Warum hast du nicht schon eher nach unserem Kind gesehen, vielleicht lebte es da noch.« Häufig wird der Vorwurf nicht offen ausgesprochen, so dass der Umgang damit besonders schwierig ist. Schuldzuweisungen sind wenig hilfreich, sie drücken eher die eigene Ohnmacht aus und vielleicht ein Unverständnis dafür, wie der andere auf den Verlust reagiert. Gerade wenn Kinder sterben, wird oft deutlich, wie unterschiedlich Eltern trauern: Häufig zeigt der Mann wenig von seiner Trauer und stürzt sich in Aktivitäten, während die Frau eher weint, klagt und depressiv wird (siehe auch »Trauer und Sexualität«, Seite 196 f.).

Der Verlust eines Kindes kann die Beziehung in ihren Grundmauern erschüttern. Der Austausch mit anderen Betroffenen ist deshalb meistens sehr hilfreich. Um sich einer Gruppe anzuschließen oder sich andere Unterstützung zu sichern, können Sie sich zum einen an die »Gesellschaft zur Erforschung des plötzlichen Kindstods« (GEPS) und/oder an die »Verwaisten Eltern« wenden (Adressen siehe Anhang).

Wenn der Ihnen nahe stehende Mensch den **Freitod** gewählt hat, so trifft diese Entscheidung die Hinterbliebenen in aller Regel ebenfalls unvorbereitet. Die Fragen, ob Sie keine Anzeichen gesehen und die Entscheidung hätten beeinflussen können, sind sehr zermürbend. Der Freitod zieht oft Schuldzuweisungen aus dem Umfeld nach sich wie »Ein Ehemann/eine Ehefrau muss das doch merken. Wahrscheinlich hat er/sie sich wegen dieser Frau/diesem Mann umgebracht«. Da bei einem Freitod auf jeden Fall ein polizeiliches Verfahren eingeleitet wird (siehe auch Seite 24 f.), haben Sie die Chance, Näheres über die Todesursache zu erfahren, was jedoch auch sehr belastend sein kann.

Viele Hinterbliebene »tarnen« aus Scham- oder Schuldgefühlen die Todesursache als Unfall oder Krankheit. Das klare Aussprechen der Tatsachen kann jedoch ein erster und äußerst wichtiger Schritt in Richtung Verarbeitung sein. Als Hinterbliebene/r eines Menschen, der den Freitod wählte, ist eine angemessene emotionale Unterstützung für Sie besonders wichtig (siehe Seite 197 ff.).

# 5 Wenn Kinder trauern

Kinder trauern anders als Erwachsene. Wie Kinder mit dem Tod umgehen, ist abhängig von ihrem Lebensalter und der Art des Verlustes. Kleine Kinder haben noch magische Vorstellungen vom Tod, und dessen Endgültigkeit ist für sie nicht vorstellbar. Trotzdem kann der Tod von Eltern und Geschwistern für Kinder sehr belastend sein, ohne dass ihnen äußerlich etwas anzumerken ist. Gerade Kinder, die vom Tod eines nahen Menschen fern gehalten werden, entwickeln häufig Schuldgefühle, die sie unbewusst ein Leben lang in sich tragen.

Ab ca. drei Jahren beginnen sich Kinder für den Tod zu interessieren, wobei sie sich jedoch einen Zustand des Schlafens vorstellen. Selbst in diesem Alter können Kinder schon die Phantasie haben, am Tod der Mutter/des Opas schuld zu sein. Es ist deshalb wichtig, Kindern zu erklären, dass der Tod nicht dadurch ausgelöst wurde, dass sie nicht brav waren. Seien Sie auch vorsichtig mit Redewendungen wie »Dein Bruder ist eingeschlafen«, denn sie können dazu führen, dass Ihr Kind auf sein Aufwachen wartet. Selbst kleine Kinder sollten Sie von den Ritualen des Abschiednehmens wie der Beerdigung nicht ausschließen, denn sie spüren, dass etwas Wichtiges passiert. Werden sie davon ausgeschlossen, kann dies ihr Gefühl, etwas falsch gemacht zu haben oder bestraft zu werden, noch verstärken. Das Kind sollte jedoch auf den Ablauf der Beerdigung unbedingt vorbereitet sein. Möchte Ihr Kind nicht teilnehmen, so zwingen Sie es nicht, sondern erzählen Sie ihm anschließend von der Beerdigung.

Ab ca. neun Jahren wissen Kinder, was der Tod bedeutet. Ihnen ist bewusst, dass der oder die Verstorbene nicht zurückkommen wird und dass sich ihr Leben verändern kann. Kinder und Jugendliche empfinden häufig Schuld und Wut, und sie benötigen die Erlaubnis, diese Gefühle ausdrücken zu dürfen.

Häufig reagieren Kinder auf einen Verlust mit großen Ängsten vor der Dunkelheit oder dem Alleinsein. Auch das Zurückfallen auf eine frühere Entwicklungsstufe (Einnässen), Leistungsabfall in der Schule oder Krankheiten können Ausdruck der Trauer sein. Trauernde Kinder brauchen besondere Aufmerksamkeit und die Gewissheit, dass der überlebende Elternteil sie liebt und sie nicht verlassen wird. Deshalb ist es sehr wichtig, dass Institutionen wie Kindergarten und Schule informiert sind.

Viele trauernde Eltern fühlen sich mit der Aufgabe, ihre Kinder zu unterstützen, überfordert. Vielleicht gibt es in Ihrem Freundes- oder Verwandtenkreis einen Menschen, der im Moment mehr Kraft hat als Sie und Ihnen bei der schwierigen Aufgabe, Ihre trauernden Kinder zu begleiten, hilfreich zur Seite steht.

# 6 Trauer und Beziehungen

Häufig verändert ein Todesfall das gesamte Leben und Erleben. Dementsprechend sind auch die Kontakte, Beziehungen und Freundschaften nicht mehr wie zuvor. Viele Witwen berichten beispielsweise, dass selbst intensive Kontakte zu anderen Paaren plötzlich abbrechen. Das kann viele verschiedene Gründe haben: Oftmals ist der Kontaktabbruch Ausdruck eigener Hilflosigkeit. Es kann aber auch bedeuten, dass die bisherigen Freunde ihre eigene Trauer verdrängen. Manchmal erleben Trauernde sogar, wie ihnen nahe Menschen aus dem Weg gehen und bei einer Begegnung die Straßenseite wechseln. Gerade als trauernder Mensch ist dieser weitere Verlust äußerst schmerzhaft und löst nicht selten eine enorme Wut aus. Sprechen Sie die Menschen daraufhin an und erklären Sie ihnen, was Sie brauchen. Ihre Offenheit kann anderen dabei helfen, ihre Ängste und Unsicherheit im Umgang mit Ihnen abzubauen.

Vermutlich werden Sie auch feststellen, dass viele Hilfsangebote Ihre Initiative voraussetzen: »Melde dich, wenn du was brauchst.« Wahrscheinlich wünschen Sie sich nichts so sehr, als dass jemand kommt, Ihnen einen Tee kocht, Sie im Alltag unterstützt und Ihnen zuhört, ohne dass Sie erst darum bitten müssen. Doch leider sind diese Erlebnisse die Ausnahme. Menschen, die nicht wissen und sich nicht vorstellen können, wie erschütternd der Tod eines nahen Menschen sein kann, sind einfach überfordert damit, Ihr Erleben und Ihre Bedürfnisse nachzuempfinden. Sie sind darauf angewiesen, von Ihnen genau zu erfahren, welche Unterstützung Sie benötigen. Aber auch das Aussprechen Ihrer Wünsche garantiert nicht immer, dass Ihr Gegenüber auch zur Erfüllung in der Lage ist. Deshalb versuchen Sie, so schwer es auch fällt, eine Ablehnung nicht persönlich zu nehmen.

## 6.1 Freunde und Familie

Viele Familien rücken beim Tod eines Familienmitglieds enger zusammen. Erwachsene Kinder kümmern sich um ihre allein stehenden Eltern, versuchen ihnen die bürokratischen Angelegenheiten abzunehmen, sie abzulenken oder auch bei ihnen zu schlafen. Die gemeinsame Trauer verbindet und intensiviert das Erleben. Diese Zeit sollten Sie zum Reden und Erinnern nutzen. Vielleicht haben Sie auch das Glück, diese wärmende Atmosphäre mit Ihren Freunden zu erleben oder mit Menschen, die Ihnen bisher noch gar nicht vertraut waren, sich aber jetzt als besonders einfühlsam zeigen.

Es ist jedoch auch möglich, dass Ihre durch den Tod ausgelöste Verunsicherung die Kontaktangebote anderer Menschen blockiert: »Die laden mich doch nur aus Mitleid ein«, »Wer will schon mit mir Trauerkloß zu tun haben?« etc. Die Folge kann sein, dass Sie vereinsamen, depressiv und/oder aggressiv werden. Deshalb: Auch wenn es Ihnen im Moment sehr schwer fällt – versuchen Sie die Hilfsangebote von Freunden oder der Familie positiv zu bewerten und sie anzunehmen. Selbst wenn Sie zum Beispiel einer Einladung folgen, heißt das nicht, dass Sie bis zum Schluss ausharren müssen. Die Gastgeber sollten vorher wissen und es respektieren, dass Sie gehen, wenn Ihnen nach Alleinsein zumute ist.

Sollten Sie jedoch feststellen, dass Ihnen der Kontakt mit Ihren »alten« Freunden nicht gut tut, weil sie jedes Gespräch über den Verstorbenen vermeiden, dann ist es erforderlich, dass Sie nach wohltuenderen Kontakten suchen.

Leider ist es nicht ungewöhnlich, dass nach einiger Zeit der Trauerbegleitung Probleme entstehen: Die Kinder oder Freunde möchten sich wieder ihrem Alltag, ihrer eigenen Familie oder ihrer Arbeit zuwenden und der Trauernde fühlt sich abermals verlassen.

Für einen hinterbliebenen Elternteil, der den unbewussten Wunsch in sich trägt, dass die Kinder den verstorbenen Partner ersetzen mögen, kann diese Realität schwer zu akzeptieren sein. Aber auch die Kinder, die, wie erwähnt, vom verstorbenen Elternteil den Auftrag erhielten, sich um Vater oder Mutter zu kümmern, haben damit häufig Schwierigkeiten und müssen nach einer Form der Abgrenzung suchen.

Wenn Sie sich in der Situation befinden, keine Freunde oder Familie zu haben, so sollten Sie sich unbedingt um die Unterstützung durch andere Menschen bemühen (siehe auch Seite 197 ff.). Als trauernder Mensch erfordert es viel Kraft, auf andere Menschen zuzugehen, aber die Kombination Trauer und Einsamkeit kann dazu führen, dass Sie krank werden.

## 6.2 Der liebevolle Umgang mit sich selbst

In einer Zeit, in der Sie verzweifelt und mutlos sind, ist es ganz wichtig, dass Sie liebevoll mit sich umgehen. Für viele Trauernde ist das besonders schwer: »Für wen soll ich kochen, etwa für mich allein?«, »Wozu soll ich mich anstrengen?«, »Warum soll ich für mich sorgen, mein Leben ist ja doch sinnlos«.

Gehen wir zurück zu dem Bild am Anfang des Kapitels, zu Ihrer Wunde (siehe Seite 171). Diese Wunde heilt nicht von allein, auch die Zeit heilt keine Wunden, vielmehr benötigt die Verwundung Ihre eigene Fürsorge und Pflege. Wenn Sie sich als Krankenschwester oder Krankenpfleger Ihrer Wunde betrachten, wird es Ihnen vielleicht nicht so schwer fallen, liebevoll mit sich umzugehen. Keine Wunde heilt gut, wenn der Körper in Bewegungslosigkeit verfällt, wenn Sie von sich Leistungen erwarten, die nur ein unverletzter Körper erbringen kann, wenn Sie sich schlecht ernähren oder wenn Sie sich niemals Ruhe gönnen.

Mit dem Gefühl, wie »unter einer Glocke zu sitzen« oder »lebendig begraben« zu sein, ist es für Sie vermutlich besonders schwer, Ihre Bedürfnisse zu spüren. Ihre Seele und Ihr Körper benötigen jedoch Ihre Unterstützung bei der Trauerarbeit, deshalb seien hier noch einmal die wichtigsten Aspekte aufgeführt, denen Sie Beachtung schenken sollten:

- Gönnen Sie sich viel Ruhe, ohne den Kontakt zur Außenwelt abzubrechen.
- Bewegen Sie sich in der Natur, ohne Ihrem Körper Höchstleistungen abzuverlangen.
- Versuchen Sie, sich möglichst gesund zu ernähren. Auch wenn Sie meist keinen Appetit haben und/oder sich nicht gern selbst bekochen, weil das Alleineessen zu schmerzhaft ist – versuchen Sie es trotzdem, es hilft Ihre Wunde zu heilen.
- Als berufstätiger Mensch werden Sie wahrscheinlich feststellen, dass Ihre Leistungs- und Konzentrationsfähigkeit reduziert sind. Sie sollten nicht unterschätzen, wie viel Kraft Ihr Körper, Ihre Seele und Ihr Geist zum Trauern benötigen! Erwarten Sie deshalb keine Höchstleistungen von sich. Informieren Sie auch Ihre Kollegen und Ihren Chef über Ihr verändertes Leistungsvermögen.
- Wenn Sie nicht berufstätig sind, bewerten Sie es als Erfolg, wenn Sie es schaffen, aufzustehen und für Ihren Alltag zu sorgen. Versuchen Sie, sich jeden Tag eine kleine Aufgabe zu stellen.
- Behandeln Sie sich liebevoll und verurteilen Sie sich nicht dafür, dass Sie sich sehr verändert haben – denn auch Ihr Leben hat sich sehr verändert.

- Denken Sie nur von Tag zu Tag. Das Morgen und das Übermorgen zu bedenken erfordert zu viel Kraft.
- Das Leben ist für Sie so schwer geworden, dass Sie Lob verdienen. »Ich bin stolz darauf, heute für mich gekocht zu haben, obwohl es mich solche Überwindung kostete.«

Auch wenn Ihnen diese Anregungen vielleicht unwichtig erscheinen, bedenken Sie, dass Sie wie nach einer schweren Operation das Leben neu erlernen müssen, und das geht nur mit ganz kleinen Schritten. Es kann sein, dass es Ihnen zunächst keinen Genuss bereitet, für sich selbst zu kochen oder sich Blumen zu schenken. Werden Sie nicht ungeduldig mit sich, viele kleine Schritte bringen Sie auch vorwärts.

## 6.3 Trauer und Sexualität

Ein Thema, dem selten Beachtung geschenkt wird, ist sexuelles Verlangen während der Trauerzeit. Eltern, deren Kind gestorben ist, beschreiben häufig, dass der Mann ein erhöhtes sexuelles Bedürfnis hat, während die Frau dies als mangelnde Trauer interpretiert. Da Trauer ein hohes Maß an Spannung erzeugt, sucht jeder Mensch nach Wegen, um diese Spannung abzubauen. Sexualität ist eine Möglichkeit des Spannungsabbaus, das Verlangen sagt jedoch nichts über die Tiefe der Trauer aus.

Wenn Ihr Partner gestorben ist, werden Sie vielleicht mit Empörung bedacht, wenn Sie über sexuelle Bedürfnisse sprechen. Bei Männern, deren Partnerin gestorben ist, werden sexuelle Bedürfnisse jedoch eher als normal bewertet und toleriert. Dabei ist nicht einsichtig, warum trauernde Menschen, die vielleicht bis zum Tod ihres Partners oder ihrer Partnerin ein erfülltes Sexualleben hatten, plötzlich darauf verzichten sollen. Obwohl bei vielen Trauernden das Bedürfnis nach Sexualität für lange Zeit erloschen ist, sollten Sie dann, wenn Sie Lust verspüren, sie nicht als unangemessen abwerten.

Der sexuelle Kontakt mit sich selbst oder zu anderen ist kein Verrat am verstorbenen Menschen. Wichtig ist allein, dass Sie Ihr sexuelles Verlangen beachten und genau erspüren, was Sie sich wünschen. Auch die Sexualität mit anderen bedeutet nicht zwangsläufig, dass Sie sich auf eine neue Beziehung einlassen müssen. Achten Sie genau auf Ihre Grenzen, und äußern Sie Ihre Ängste und Wünsche. Wenn Sie nach dem sexuellen Kontakt mit einem anderen Menschen einen schalen Nachgeschmack verspüren, war irgendetwas für Sie nicht in Ordnung. Versuchen Sie, Ihr Unwohlsein zu ergründen und danach zu handeln.

Sollten Sie sich gegen sexuelle Kontakte mit anderen Menschen entschieden haben, so erlauben Sie sich, Ihre Lust mit sich selbst auszuleben.

# 7 Unterstützung und Trost

Wie schon häufig erwähnt, ist die Zeit der Trauer zu schwer, um sie allein durchzustehen. Was Sie jedoch als Unterstützung und Hilfe erleben und was nicht, hängt von Ihrer Person und der Art des Verlusts ab. Manche Menschen erleben das Gespräch in einer Selbsthilfegruppe als besonders hilfreich, andere wiederum finden ihren Trost in der Bibel. Wichtig ist ausschließlich, dass Sie nach dem suchen, was Sie entlastet (siehe auch »Freunde und Familie«, Seite 193 f.).

Neben Freunden, Familie oder Nachbarn spielt im Todesfall häufig der **Glaube an Gott** und an ein Leben nach dem Tod eine zentrale Rolle (siehe »Warum?«, Seite 179 f.). Auch die Überzeugung, dass der Tod einen Sinn hat, kann sehr tröstlich sein. Viele Trauernde – Gläubige wie Nichtgläubige – wenden sich im Todesfall an die Kirche. Die Teilnahme an Gottesdiensten, Beten, Lesen in der Bibel oder Gespräche mit dem Pfarrer haben schon vielen Trauernden in ihrer schwierigsten Zeit weitergeholfen. Der Glaube an Gott kann die Trauerarbeit aber auch behindern, vor allem wenn der Glaube beinhaltet, dass keine Wut und kein Hadern zugelassen werden dürfen.

Einige Kirchengemeinden, Beratungsstellen der Wohlfahrtsverbände (Adressen siehe Anhang Seite 205 f.), Hospize und Trauerbegleiter bieten **Trauergruppen**, **Trauerseminare** und **Trauerkontaktcafés** an. In einem geschützten Raum können Sie unter Anleitung Ihren Gefühlen Ausdruck verleihen und die wohltuende Erfahrung machen, dass Sie auf Ihrem schweren Weg nicht allein sind. Mit Erstaunen und Erleichterung registrieren viele Trauernde, dass es anderen genauso ergeht wie ihnen. Dabei kann nicht nur die Gemeinschaft ein tragendes Gefühl vermitteln, sondern Sie können an anderen beobachten, wie der tiefe Schmerz tatsächlich irgendwann nachlässt und Menschen wieder lebendig werden.

Während Trauergruppen oder Trauerseminare unter fachlicher Anleitung stattfinden, bestehen **Selbsthilfegruppen** ausschließlich aus Betroffenen, die ihre Treffen selbst mit Inhalten füllen und organisieren. Es existieren bereits viele Selbsthilfegruppen für Witwen und Witwer und für verwaiste Eltern. Ob Sie sich einer bestehenden Gruppe anschließen oder selbst eine gründen, hängt auch von den örtlichen Gegebenheiten ab. Adressen von Organisationen, die Sie bei der Suche oder der Gründung einer Selbsthilfegruppe unterstützen, finden Sie im Anhang (siehe Seite 208 ff.).

Wenn Sie kein Gruppenmensch sind und Sie sich in einer Gruppe unwohl fühlen, können Sie sich auch an eine/n **TrauerbegleiterIn** wenden. In Einzelgesprächen haben Sie Raum für sich allein, um zu sprechen, zu weinen und sich einfach auf

Ihrem schweren Weg begleiten zu lassen. Viele Trauerbegleiter wissen aus eigener Erfahrung, wie sich der Verlust eines geliebten Menschen anfühlt. Adressen von Trauerbegleitern oder Psychotherapeuten erhalten Sie über Ihren Bestatter, über Wohlfahrtsverbände, Kirchengemeinden, Hospize oder Trauerberatungsstellen (siehe Anhang, Seite 205 f. und 209).

Bei einer unterdrückten oder verschleppten Trauer (siehe auch nächstes Kapitel) sollten Sie sich auf jeden Fall die fachliche Unterstützung eines **Psychotherapeuten** sichern.

# 8 Wann ist die Trauerarbeit zu Ende?

Jeder Verlust ist im Erleben der Hinterbliebenen etwas Besonderes. Aber nicht jeder Todesfall löst, wie im vorangegangenen Kapitel erwähnt, die gleichen starken und schweren Gefühle aus. Der Verlauf der Trauerreaktionen hängt von Ihrer individuellen Lebenssituation ab. Es gibt keine Faustregel dafür, wann Ihre Trauer bewältigt ist. Einige Menschen benötigen ein Jahr, andere fünf Jahre, um ihr Leben zu stabilisieren. Irgendwann werden die starken Gefühlsschwankungen schwächer, Rückfälle in tiefe Gefühle dauern nicht mehr Wochen, und Sie können auch wieder Lebenslust und Freude empfinden. Wenn Sie spüren, dass Ihre Wunde langsam heilt, dann naht auch das Ende Ihrer Trauerarbeit. Das bedeutet nicht, dass Sie sich nicht mehr erinnern oder nie mehr trauern. Aber Sie müssen an Ihrer Trauer nicht mehr so hart arbeiten und können damit leben, dass die Trauer kommt und geht, ohne dass Sie viel dafür tun müssen. Vielleicht wird die Trauer um Ihren geliebten Menschen eine Art von Lebensbegleitung, aber Sie wird Sie nicht darin behindern, Ihren eigenen Lebensweg zu finden und ihn irgendwann wieder mit Freude gehen zu können.

## 8.1 Unterdrückte und verschleppte Trauer

Aufgrund der unterschiedlichen Faktoren, die Trauer begünstigen oder hemmen, ist es äußerst schwierig festzulegen, ab welchem Zeitpunkt Sie sich in einem unterdrückten oder verschleppten Trauerprozess befinden. Trauer an sich ist keine Krankheit und bedarf deshalb auch nicht der Therapie. Trotzdem ist es möglich, dass Sie zum Beispiel aufgrund von Angst oder schlechten Erfahrungen Ihre Trauer nicht bewältigen. Eine fachliche Unterstützung sollten Sie sich auf jeden Fall sichern, wenn Sie

- von psychosomatischen Beschwerden und/oder
- Todesangst geplagt werden;
- dauerhaft depressiv oder selbstmordgefährdet sind;
- sich dauerhaft leer fühlen und diese Leere durch nichts aufzufüllen ist;
- über einen längeren Zeitraum Beruhigungs- und Schlafmittel nehmen, zu viel Alkohol trinken oder wenn Ihr Essverhalten gestört ist.

Selbst wenn Sie das Gefühl haben, Ihre Trauer auch ohne fachliche Unterstützung zu bewältigen, kann es sehr hilfreich sein, sich für diesen schweren Weg eine Begleitung zu suchen.

Bei der Auswahl eines Therapeuten oder Trauerbegleiters sollten Sie unbedingt auf Ihr Gefühl vertrauen. Ist Ihnen der jeweilige Begleiter unsympathisch oder Sie fühlen sich nicht gut aufgehoben, sollten Sie weitersuchen. Vertrauen ist die wichtigste Basis einer erfolgreichen Beratung oder Therapie.

## 8.2 Rückfälle

Vielleicht kennen Sie schon die Gedanken »Jetzt habe ich es geschafft und bin darüber hinweg«, und plötzlich fallen Sie wieder in ein tiefes Loch. Rückfälle werden häufig durch Erinnerungen ausgelöst. Es kann ein anderer Mensch, ein Lied, ein Buch oder ein Gegenstand sein, der Sie völlig unvermittelt in schmerzhafte Trauergefühle stürzen lässt, von denen Sie meinten, sie längst überwunden zu haben. Rückfälle können auch durch weitere Verluste ausgelöst werden, deshalb vermeiden Sie für einige Zeit weitere einschneidende Veränderungen in Ihrem Leben, wie zum Beispiel Umzug oder Arbeitsplatzwechsel.

Viele trauernde Menschen erleben an besonderen Tagen wie Geburtstag, Todes- oder Hochzeitstag und insbesondere im zweiten Trauerjahr einen schmerzhaften Rückfall. Bleiben Sie zuversichtlich, denn aus Ihrer bisherigen Erfahrung wissen Sie, dass der Schmerz vielleicht nicht mehr so tief ist, wie er einmal war, und dass er nachlassen wird. Sie haben bereits ausprobiert, was Ihnen dabei hilft, mit Ihrer Trauer umgehen zu können. Deshalb lassen Sie diese Gefühle zu, sie werden nicht mehr wochenlang anhalten und Sie wissen, dass der Verlust ihres Schmerzes nicht den Verlust Ihrer Erinnerung bedeutet.

# 9 Wie geht es weiter?

Möglicherweise können Sie sich nun ab und zu wieder darüber freuen, dass die Sonne scheint. Wenn Sie vor einiger Zeit noch dachten: »Nie mehr kann ich ...«, machen Sie jetzt vielleicht Pläne. Der Verstorbene ist nicht vergessen, und Sie sind immer wieder traurig, wenn Sie sich an etwas Typisches erinnern und schmerzhaft spüren, dass Sie einen wertvollen Menschen verloren haben. Trotzdem akzeptieren Sie, dass Sie ein Leben ohne ihn oder sie leben müssen, und vielleicht freuen Sie sich sogar ein kleines bisschen auf die Veränderungen.

## 9.1 Veränderungen

Gerade wenn Sie viele Jahre mit dem verstorbenen Menschen zusammenlebten, haben Sie gemeinsam Gewohnheiten entwickelt, die aufzugeben lange Zeit sehr schmerzhaft ist. Bestimmt waren einige Gewohnheiten auch Kompromisse, beispielsweise wurde der gemeinsame Urlaub häufig in den Bergen verbracht, obwohl Sie vielleicht eher das Meer lieben.

Somit haben Sie jetzt die Chance, sich über Ihre Bedürfnisse klar zu werden: Wo wollen Sie wohnen? Hatten Sie vielleicht schon lange mit dem Umzug an einen anderen Ort geliebäugelt? Wie möchten Sie leben? Entspricht die Wohnungseinrichtung und Aufteilung Ihren Bedürfnissen? Möchten Sie Ihren Arbeitsplatz wechseln oder erneut ins Berufsleben einsteigen? Haben Sie vielleicht schon länger von einer Fortbildung oder dem Erlernen neuer Hobbys geträumt? Wünschen Sie sich neue Kontakte oder eine neue Partnerschaft? Genießen Sie den Tagesrhythmus, der Ihren Bedürfnissen entspricht, und die Auswahl des Fernsehprogramms oder jenes Kinofilms, auf den Sie Lust haben.

Es kann sein, dass Sie sich auf der Suche nach Neuem immer wieder schuldig fühlen. Vielleicht hilft es Ihnen zu bedenken, dass Sie das Leben Ihres geliebten Menschen nicht weiterleben können, weil es nicht Ihr Leben ist. Sie sollten sich entscheiden, weiterzuleben, und sich das Recht einräumen, wieder glücklich zu werden. Dem Verstorbenen würde es wenig helfen zu wissen, dass Sie unglücklich sind und sich weigern, Ihr Leben ohne ihn zu gestalten.

## 9.2 Neue Freundschaften und Beziehungen

Häufig sind neue Kontakte und Beziehungen der entscheidendste Aspekt bei der Neugestaltung des Lebens. Vielleicht haben Sie Hemmungen, andere Menschen anzusprechen und sie zum Beispiel zum Kaffee einzuladen, aber ohne Ihre Initiative wird sich vermutlich nichts verändern. Was kann Ihnen passieren, außer dass vielleicht eine Einladung abgelehnt wird?

Versuchen Sie, über neue Hobbys andere Menschen kennen zu lernen. Hilfreich kann es auch sein, einem Sportverein beizutreten oder Kurse an der Volkshochschule zu besuchen. Wenn Sie an Trauerseminaren oder Trauergruppen teilnehmen, werden Sie wahrscheinlich andere Menschen treffen, die ebenfalls neue Freunde suchen. Viele Menschen, deren Partner oder Partnerin gestorben ist, erleben nach einer Zeit des schmerzlichen Vermissens das Bedürfnis nach einer neuen Partnerschaft. Die Sehnsucht nach gemeinsamen Gesprächen, nach Zärtlichkeit und Geborgenheit löst bei vielen Hinterbliebenen Schuldgefühle wie »Ich darf doch nicht ...« aus. Doch Ihre Wünsche bedeuten weder, dass Sie Ihrem verstorbenen Partner oder Ihrer Partnerin untreu werden, noch, dass Sie ihn oder sie nicht genügend geliebt haben. Keine Liebe ist mit der anderen vergleichbar, da jede Beziehung einzigartig ist. Versuchen Sie Ihr Bedürfnis willkommen zu heißen, denn es ist ein Zeichen dafür, dass Sie für sich sorgen möchten und wieder zum Leben erwachen.

# VI Anhang

## 1 Adressen/Telefonnummern

Im Folgenden sind bundesweite Adressen und Telefonnummern aufgeführt. Dort erhalten Sie auch Informationen über Ansprechpartner in Ihrer Nähe.

*Allgemeine Adressen*

Arbeitsgemeinschaft der Verbraucherzentralen e.V. (AGV)
Heilsbachstr. 20, 53123 Bonn
Tel.: 0228/6 48 90
*bei Bestellungen:*
AGV Broschürendienst
Postfach 11 16, 59930 Olsberg
Tel.: 02962/90 86 47
Fax: 02962/90 86 49

Bundesministerium für Familie, Senioren, Frauen und Jugend
Rochusstraße 8-10, 53123 Bonn
*oder*
Taubenstr. 42/43, 10117 Berlin
www.BMFSFJ.de
e-mail:
poststelle@bmfsfj.bund400.de

Gebühreneinzugszentrale (GEZ)
50656 Köln
Tel.: 0221/50 61 11
Fax: 0221/50 61 25 07
www.gez.de
e-mail: info@gez.de

Presse und Informationsdienst der Bundesregierung
Postfach 14 02 80, 53105 Bonn
*oder*
Postfach 11 01 61, 10831 Berlin

Telefonseelsorge (kostenlos)
evangelisch: 0800/1 11 01 11
katholisch: 0800/1 11 02 22
Kinder- und Jugendtelefon:
0800/1 11 03 33

Notfallseelsorge: 0228/82 29

*Wohlfahrtsverbände*
Bundesverband
Arbeiterwohlfahrt e.V.
Oppelner Str. 130, 53119 Bonn
Tel.: 0228/66 85-0
Fax: 0228/66 85-2 09
www.awo.org
e-mail: Info@awobu.awo.org

Deutsches Rotes Kreuz
Friedrich-Ebert-Allee 71
53113 Bonn
Tel.: 0228/5 41-0
www.drk.de
e-mail: drk@drk.de

Deutscher Caritasverband e.V.
Karlstr.40, 79104 Freiburg
Tel.: 0761/20 00
Fax: 0761/20 05 72
www.caritas.de
e-mail: presse@caritas.de

Deutscher Paritätischer Wohlfahrtsverband
Heinrich-Hoffman-Str. 3
60528 Frankfurt/Main
Tel.: 069/67 06-0
Fax: 069/67 06-2 04
www.paritaet.org
e-mail: info@paritaet.org

Diakonisches Werk der Evangelischen Kirche in Deutschland
Presseabteilung
Stafflenbergstr.76
70184 Stuttgart
Tel.: 0711/21 59-4 57
Fax: 0711/21 59-5 66
www.diakonie.de
e-mail: schuchardt@diakonie.de

Zentralwohlfahrtsstelle der Juden in Deutschland e.V.
Hebelstr. 6
60318 Frankfurt/Main
Tel.: 069/94 43 71-0
Fax: 069/49 48 17

**Arbeitsverhältnis/Arbeitslose (Kapitel II, 8, 9; III, 4.5; IV, 6)**

Deutscher Gewerkschaftsbund
Pressestelle
Hans-Böcker Str. 39
40476 Düsseldorf
Tel.: 0211/43 01-2 11
Fax: 0211/43 01-3 24
www.dgb.de, e-mail:
info@bundesvorstand.dgb.de

Hauptverband der gewerblichen Berufsgenossenschaften
53754 Sankt Augustin
Tel.: 02241/2 31 01
Fax: 02241/23 13 33
www.hvgb.de

Koordinierungsstelle gewerkschaftl. Arbeitslosengruppen
Marktstr. 10, 33602 Bielefeld
Tel.: 0521/17 99 22
(Hier erhalten Sie bundesweit Adressen von Arbeitslosen- und Sozialhilfezentren in Ihrer Nähe.)

*Kostenloses Bürgertelefon* der Bundesregierung zur Arbeitslosenhilfe
Tel.: 0800/15 15 15-4 (Mo bis Do von 8 bis 20 Uhr)

Sozialkassen der Bauwirtschaft
Salierstr. 6, 65189 Wiesbaden
Tel.: 0611/70 70
Fax: 0611/707 18 80
www.soka-bau.de
e-mail: webmaster@soka-bau.de
(Urlaubs-Lohnausgleichkasse)

**Bestattung (siehe Kapitel II, 1-6)**

Bund freier Bestatter Deutschlands e.V.
Postfach 11 01 40, 45331 Essen

Tel.: 0201/68 73 95
Fax: 0201/68 36 58, e-mail:
info@bund-freier-bestatter.de

Bundesarbeitsgemeinschaft
Trauerfeier e.V.
Gartenstr. 114, 24220 Flintbek
Tel.: 04347/70 37 33
Fax: 04347/70 37 35
(Zusammenschluss von Trauerrednern)

Bundesverband des Deutschen
Bestattungsgewerbes e.V.
Volmerswertherstr. 79
40221 Düsseldorf
Tel.: 0211/160 08 50
Fax: 0211/160 08 50
www.bestatter.de

Verband deutscher Bestattungsunternehmer e.V. (VDB)
Belziger Str. 35, 10823 Berlin
Tel.: 030/787 82 28
Fax: 030/787 82 40

Verband deutscher Thanatologen e.V. (VDT)
Coerdestr. 44, 48147 Münster
Tel.: 0251/250 45
Fax: 0251/250 45

**Hinterbliebenenversorgung (Kapitel III, 4)**

*Kostenloses Bürgertelefon* der
Bundesregierung zum Thema
Renten
Tel.: 0800/1 51 51 50 (Mo bis
Do von 8 bis 20 Uhr)

*Gesetzliche Rentenversicherungsträger*
(Die *Landesversicherungsanstalten* haben keine Zentraladresse.
Die für Sie zuständige
LVA-Adresse erhalten Sie beim
Versicherungsamt oder der
Krankenkasse.)

Bahnversicherungsanstalt
Karlstr. 4-6
60329 Frankfurt/Main
Tel.: 069/2 65-1
Fax: 069/2 65-2 20 98
www.bahnva.de
e-mail: bahnva@t-online.de

Bundesknappschaft
Pieperstr.14-28, 44781 Bochum
Tel.: 0234/3 04-0

Bundesversicherungsanstalt für
Angestellte
Ruhrstr. 2, 10709 Berlin
Tel.: 030/8 65-1
Fax: 030/8 65-2 72 40
www.bfa-berlin.de
e-mail: bfa@bfa-berlin.de

Deutscher Beamtenbund (DBB)
Postfach 20 50 05, 53170 Bonn
Tel.: 0228/81 10
www.dbb.de
e-mail: post@dbb.de

Künstlersozialkasse
Langeoogstr. 12

26384 Wilhelmshaven
Tel.: 04421/30 80
www.kuenstlersozialkasse.de

Pensions-Sicherungs-Verein
Berlin-Kölnische Allee 2
50969 Köln
Tel.: 0221/93 65 90
Fax: 0221/93 65 92 99
(Ansprüche aus betrieblicher Altersversorgung)

Seekasse
Postfach 11 04 89
20404 Hamburg
Tel.: 040/361370
www.see-bg.de

**Selbsthilfe (Kapitel IV; V)**

Bundesverband alleinstehender Mütter und Väter e.V. (VAMV)
Beethovenallee 7, 53173 Bonn
Tel.: 0228/35 29 95
Fax: 0228/35 83 50
www.paritaet.org/VAMV, e-mail: VAMV-BV@netcologne.de

Deutsche AIDS-Hilfe e.V.
Dieffenbachstr. 33, 10967 Berlin
Tel.: 030/69 00 87-0
Fax: 030/69 00 87-42
www.aidshilfe.de
e-mail: dah@aidshilfe.de

KOSKON (NRW) Koordination für Selbsthilfe
Friedhofstr. 39
41236 Mönchengladbach
www.KOSKON.de
e-mail: KOSKON@t-online.de

Nakos (bundesweit) Nationale Kontakt- und Informationsstelle zur Anregung und Unterstützung von Selbsthilfegruppen
Albert-Archilles-Str.65
10709 Berlin
Tel.: 030/8 91 40 19
Fax: 030/8 93 40 14
www.nakos.de
e-mail: nakos@gmx.de

Selbsthilfebüro Niedersachsen
Bödeckerstr. 85,
30161 Hannover
Tel.: 0511/39 11 98
Fax: 0511/39 19 07

**Senioren (Kapitel IV, 9)**

BAGSO: Bundesarbeitsgemeinschaft der Seniorenorganisation
Stockenstr. 14, 53113 Bonn
Tel.: 0228/63 53 19
Fax: 0228/63 53 10

Bundesarbeitsgemeinschaft der Seniorenbüros e.V. (BaS)
Pfarrer-Byns-Str. 1, 53121 Bonn
Tel.: 0228/61 40 74
Fax: 0228/61 40 60

Bundesarbeitsgemeinschaft Wohnanpassung e.V.
c/o Beratungsstelle Stiftung Hospital
Hospitalstr. 35-37

66606 St. Wendel
Tel.: 089/3 51 68 87
Fax: 089/3 54 42 41
e-mail: be-wohnen@link-m.de

Bundesverband »Graue Panther« – Geschäftsstelle
Rathenausstr. 2
42277 Wuppertal
Tel.: 0202/66 55 43
Fax: 0202/64 62 90, e-mail: GrauePanther@t-online.de

**Sterbebegleitung (Kapitel I; V)**

Bundesarbeitsgemeinschaft Hospiz e.V.
Renkerstr. 45
52355 Düren-Lendersdorf
Tel.: 02421/5 99-4 72
Fax: 02421/5 99-4 73

Internationale Gesellschaft für Sterbebegleitung und Lebensbeistand e.V. (IGSL)
Im Rheinblick 16, 55411 Bingen
Tel.: 06721/1 03 18 od. 92 11 61
Fax: 06721/1 03 81
e-mail. IGSL-Hospiz@t-online.de

OMEGA
Schlesierplatz 16
34346 Hannoversch-Münden
Tel.: 05541/48 81 oder 53 56
Fax: 05551/40 76
(Hilfe und Beistand für Schwerstkranke, Sterbende und ihre Angehörigen, Trauerbegleitung)

**Trauerberatung/Begleitung/Fortbildung (Kapitel V)**

Akademie für menschliche Begleitung
Goldammerweg 9
45134 Essen
Tel.: 0201/44 24 69
Fax: 0201/47 18 00
(Trauerseminare, Fortbildung)

Begleitung e.G.
Eiffelstr. 29, 50677 Köln
Tel.: 0221/9 31 84 90
Fax: 0221/9 31 84 99
(Gemeinnützige Genossenschaft, die preiswerte Bestattungen, Sterbe- und Trauerbegleitung sowie Fortbildungen anbietet.)

»Haus der menschlichen Begleitung«
Kürtener Straße 10
51465 Bergisch Gladbach
Tel.: 02202/9 35 80
Fax: 02202/3 71 23
www.trauerakademie.com
e-mail: fritz.roth@puetz-roth.de
(Abschiedshaus in häuslicher Atmosphäre, Trauerbegleitung, Veranstaltungen)

»T.A.U. e.V.«
Sigrid Klimbingat-Weber
Huhenstr.30, 70499 Stuttgart
Tel.: 0711/83 19 12
(Netz-Werk von Trauerbegleitern in der BRD)

»Trauerwege« e.V.
Breite Straße 21
55124 Mainz-Gonsenheim
Tel.: 06131/23 11 00
(Angebot von Beratung, Weiterbildung, Ausbildung und Gruppen)

Trauerberatung, -begleitung und Fortbildungen werden auch von vielen kirchlichen Einrichtungen und Wohlfahrtsverbänden angeboten.

**Versicherungen (Kapitel II, 7; IV, 5, 9.2)**

*Bei Beschwerden und Beanstandungen:*
Bundesaufsichtsamt für Versicherungswesen
Ludwigkirchplatz 3-4
10719 Berlin
Tel.: 030/8 89 30
Fax: 030/8 89 34 94
www.bav-bund.de
e-mail: Info@bav.bund.de

*Kostenloses Bürgertelefon* zur Pflegeversicherung
Tel.: 0800/1 51 51 52 (Mo bis Do von 8 bis 20 Uhr)

*Private Versicherungen*
Bund der Versicherten e.V.
Postfach 11 53
24547 Henstedt-Ulzburg
Tel.: 04193/9 42 22
Fax: 04193/9 42 21
www.bundderversicherten.de/Inhalt.htm
e-mail:
info@bundderversicherten.de

Gesamtverband der Deutschen Versicherungswirtschaft e.V.
Friedrichstr. 191, 10117 Berlin
Tel.: 030/20 20 51 18
Fax: 030/20 20 66 04
www.gdv.de
e-mail: info@gdv.de

**Verwaiste Eltern (Kapitel V)**

GEPS Deutschland e.V.
Gesellschaft zur Erforschung des plötzlichen Säuglingstodes
Rheinstr. 26, 30519 Hannover
Tel. und Fax: 0511/8 38 62 02

Initiative Regenbogen »Glücklose Schwangerschaft e.V.«
c/o Constanze Tofahrn-Lange
Charlottenstr. 39
26486 Wangerooge
Tel.: 04469/3 76

»Verwaiste Eltern in Deutschland e.V.«
Esplanade 15, 20354 Hamburg
Tel.: 040/35 50 56-44

# 2 Literaturempfehlungen


**Arbeitslose (Kapitel II, 9.1)**

Winkel, Rolf/Nakielski, Hans: *111 Tips für Arbeitslose.* Hrsg. v. DGB-Bundesvorstand – Bund Verlag, Frankfurt/Main, 1998

*Kostenloses Bürgertelefon* zur Arbeitslosenhilfe. Mo-Do 8-20 Uhr, Tel.: 0800/1515154

»Leitfaden für Arbeitslose«, zu bestellen für DM 18,--: Fachhochschulverlag
Limescorso 5, 60439 Frankfurt/Main. Tel.: 069/1533-2820

**BAföG (Kapitel IV, 7.5)**

»BAföG, Gesetz und Beispiele« (kostenlos). Bundesministerium für Bildung, Wissenschaft, Forschung und Technologie. Referat Öffentlichkeitsarbeit. 53170 Bonn, Tel.: 0228/573917

*BAföG, GEW-Handbuch für Schülerinnen und Schüler, Studentinnen und Studenten.* Schüren Presseverlag, Marburg 1995

**Bestattung/Der Umgang mit den Toten (Kapitel I, II, 1-6)**

*Beerdigung – Trauerfeiern – Ansprachen – Liturgische Texte und Formulare.* Gütersloher Verlagshaus, Gütersloh 1996

Gaedke, Jürgen: *Handbuch des Friedhofs- und Bestattungsrechts.* Carl Heymanns Verlag, Köln 1997

Lemmen, Thomas: *Islamische Bestattungen in Deutschland.* Zu beziehen über den CIS Verlag (ca. DM 14,--). Postfach 1145, 48337 Altenberge. Tel. und Fax: 02505/3534

Mader, Hans: *Es ist echt zu bitter. Todesanzeigen.* Germa-Press, Hamburg 1990

Sax, Marjan/Visser, Knaar/Boer, Marjo: *Begraben und vergessen? Ein Begleitbuch zu Tod, Abschied und Bestattung.* Orlanda Frauenverlag, Berlin 1993

Tausch-Flammer, Daniela/Bickel, Lis: *Wenn ein Mensch gestorben ist – wie gehen wir mit den Toten um?* Herder Verlag, Freiburg 1995

Thomas, Carmen: *Berührungsängste? Vom Umgang mit der Leiche.* vgs verlagsgesellschaft, Köln 1994

*Was tun, wenn jemand stirbt?* (DM 5,--) AGV der Verbraucherzentralen (siehe allgemeine Adressen, Seite 205)

Wetter, Ulf: *Briefe und Reden für den Trauerfall.* Falken Verlag, Niedernhausen 1998

**Erbrecht(Kapitel III, 1.2, 1.3)**

»Erben und vererben«, kostenlos zu bestellen: Bundesministerium der Justiz, Heinemannstr. 6, 53175 Bonn (oder Postfach, 10104 Berlin)

Epple, Dieter: *Mein letzter Wille. Erbfolge – Testament – Steuerliche Überlegungen.* Richard Boorberg Verlag, Stuttgart 1998

»Erbschaften« (DM 6,--). AGV der Verbraucherzentralen (siehe allgemeine Adressen, Seite 205)

»Vererben & Erben«, zu bestellen über: Stiftung Warentest, Vertrieb. Postfach 81 06 60, 70523 Stuttgart
Tel.: 0180/2 32 13 13

Winkler, Karl: *Erbrecht von A-Z.* (dtv Beck Rechtsberater). Deutscher Taschenbuch Verlag, München 1999

**Hinterbliebenenversorgung (Kapitel III, 4)**

Beuthner, Johannes: *Handbuch Renten.* Wilhelm Heyne Verlag, München 1997

Gaulke, Jürgen: *Kursbuch Altersvorsorge 97/98.* Fischer Taschenbuch, Stuttgart 1997

»Die Rente: Von Generation zu Generation« (kostenlos). Bundesministerium für Arbeit und Sozialordnung, Referat Öffentlichkeitsarbeit. Postfach 500, 53105 Bonn (oder Jägerstr. 9, 10117 Berlin)

**Kinder (Kapitel IV, 8)**

Andris, Ekkehard/Krohlberger, Katharina: *Kindergeld/Erziehungsgeld von A-Z.* WRS Verlag, Planegg/München 1997

Haibach, Ulrike/Haibach, Rudolf: *Das neue Kindschaftsrecht in der anwaltlichen Praxis.* Deutscher Anwaltverlag, Bonn 1998

**Sozialhilfe (Kapitel II, 9.2)**

AG TU WAS (Hrsg.): *Leitfaden der Sozialhilfe A-Z.* Gegen Vorauszahlung von DM 7,-- zu bestellen: Limescorso 5, 60439 Frankfurt/Main

Brühl, Albrecht: *Mein Recht auf Sozialhilfe.* (dtv Beck Rechtsberater). Deutscher Taschenbuch Verlag, München 1998

»Sozialhilfe – Ihr gutes Recht« (kostenlos). Bundesministerium für Gesundheit, Am Probsthof 78a, 53121 Bonn (oder Mohrenstr. 62, 10117 Berlin)

»Sozialhilfe«. Tipps und Hilfen für den Umgang mit Sozialämtern. Gegen Vorauszahlung von DM 10,-- zu bestellen: Koordinierungsstelle, Marktstr. 10, 33602 Bielefeld
Fax: 0521/17 99 30

**Versicherungen (Kapitel II, 7; IV, 5, 9.2)**

»Pflegegutachten« (DM 6,50 inkl. Porto) *und* »Pflegeversicherungen« (DM 15,-- inkl. Porto). AGV der Verbraucherzentralen (siehe allgemeine Adressen, Seite 205 f.)

»Die gesetzliche Krankenversicherung« *und* »Informationen zur Krankenkassenwahl« (kostenlos). Bundesministerium für Gesundheit, Am Probsthof 78a, 53121 Bonn (oder Mohrenstr.62, 10117 Berlin)

»Unser Versicherungswesen« (kostenlos). Bundesministerium für Finanzen, Referat Öffentlichkeitsarbeit, 53105 Bonn

»Pflegeversicherung«, »Pflegen zu Hause« (kostenlos). Bundesministerium für Arbeit und Sozialordnung, Referat Öffentlichkeitsarbeit, Postfach 500, 53105 Bonn (oder Jägerstr. 9 10117 Berlin)

»Pflegegutachten« (DM 6,50 inkl. Porto) *und* »Pflegeversicherungen« (DM 15,-- inkl. Porto). AGV der Verbraucherzentralen (siehe allgemeine Adressen, Seite 205 f.)

»Leitfaden für Angehörige, Fachleute und Helfer« (DM 7,-- inkl. Porto). Deutsche Alzheimer Gesellschaft e.V., Büchsenstr. 34, 70147 Stuttgart
Tel.: 0711/2 26 85 98

»Versicherungen im Klipp & Klar-Text« (kostenlos). Zu beziehen über den Gesamtverband der Versicherungswirtschaft (siehe Adressen: Versicherungen, Seite 210)

**Vom Trauern (Kapitel V)**

Die »Regenbogen Buchhandlung« (Blücherstr. 3, 40477 Düsseldorf, Tel.: 0211/44 32 96) versendet auf Anfrage den Buchspiegel *Sterbensmüde*. Gegen Rückporto erhalten Sie ein umfassendes Verzeichnis der Literatur zum Thema »Trauer, Tod und Sterben«.

Beutel, Helmuth/Tausch, Daniela (Hrsg.): *Sterben – eine Zeit des Lebens. Ein Handbuch der Hospizbewegung.* Quell-Verlag, Stuttgart 1996

Brocher, Tobias: *Wenn Kinder trauern. Wie Eltern helfen können.* Rowohlt Verlag, Reinbek b. Hmbg. 1985

Canacakis, Jorgos: *Ich begleite dich durch deine Trauer.* Kreuz Verlag, Stuttgart 1999

Dobrick, Barbara: *Wenn die alten Eltern sterben.* Kreuz Verlag, Stuttgart 1998

Ide, Helga: *Wenn Kinder sich das Leben nehmen.* Kreuz Verlag, Stuttgart 1992

Käsler, Helga: *Mit der Trauer leben.* Kösel-Verlag, München 1993

Kast, Verena: *Trauern.* Kreuz Verlag, Stuttgart 1997

Kübler-Ross, Elisabeth: *Interviews mit Sterbenden.* Kreuz Verlag, Stuttgart 1996

Kübler-Ross, Elisabeth: *Kinder und Tod.* Kreuz Verlag, Stuttgart 1998

Kübler-Ross, Elisabeth: *Über den Tod und das Leben danach.* Verlag Silberschnur, Horhausen 1996

Leist, Marielene: *Kinder begegnen dem Tod.* Gütersloher Verlagshaus, Gütersloh 1993

Lohner, Marlene: *Plötzlich allein. Trauer nach dem Tod des Partners.* Fischer Verlag, Stuttgart 1997

Lothrop, Hannah: *Gute Hoffnung – jähes Ende. Fehlgeburt, Totgeburt und Verluste in der frühen Lebenszeit. Begleitung und neue Hoffnung für Eltern.* Kösel-Verlag, München 1999

Lückel, Kurt: *Begegnung mit Sterbenden.* Gütersloher Verlagshaus, Gütersloh 1994

Lukas, Elisabeth: *In der Trauer lebt die Liebe weiter.* Kösel-Verlag, München 1999

Lutz, Gottfried/Künzler-Riebel, Barbara: *Nur ein Hauch von Leben. Eltern berichten vom Tod ihres Babys und von der Zeit ihrer Trauer.* Verlag Ernst Kaufmann, Lahr 1997

Moody, Raymond: *Leben nach dem Tod.* Rowohlt Verlag, Reinbek b. Hmbg. 1977

Paul, Chris: *Warum hast du uns das angetan? Ein Begleitbuch für Trauernde, wenn sich jemand das Leben genommen hat.* Gütersloher Verlagshaus, Gütersloh 1998

Sogyal (Rinpoche): *Das tibetische Buch vom Leben und vom Sterben.* Scherz Verlag, München 1993

Johann Student (Hg.): *Im Himmel welken keine Blumen.* Herder Verlag, Freiburg 1998

Tausch-Flammer, Daniela/Bickel, Lis: *Wenn Kinder nach dem Sterben fragen.* Herder Verlag, Freiburg 1998

Voss-Eiser, Mechthild (Hrsg.): *Noch einmal sprechen von der Wärme des Lebens.* Herder Verlag, Freiburg 1998

Weinbörner, Udo: *Die heilende Kraft des Trauerns.* Lahn-Verlag, Limburg 1992

Wilber, Ken: *Mut und Gnade. In einer Krankheit zum Tode bewährt sich eine große Liebe.* Goldmann Taschenbuch Verlag, München 1996

Wolf, Doris: *Einen geliebten Menschen verlieren.* PAL Verlag, Mannheim 1995

Zink, Jörg: *Trauer hat heilende Kraft.* Kreuz Verlag, Stuttgart 1998

**Wohnen (Kapitel IV, 1-3)**

Beuthner, Johannes: *Mietrecht kurz gefaßt. Ratgeber für Mieter.* Falken Verlag, Niedernhausen 1998

Riesenberger, Konstantin: *Alles zum Wohneigentum von A-Z.* WRS Verlag, Planegg/München 1998

»Was Sie über Mietrecht wissen sollten« (kostenlos).
NRW-Justiz, Innenministerium,
Martin-Luther-Platz 40
40190 Düsseldorf
Tel.: 0211/87 92-3 57-3 13

# Register

## K



## L



## M



## N



## O



## P



## R